U0235276

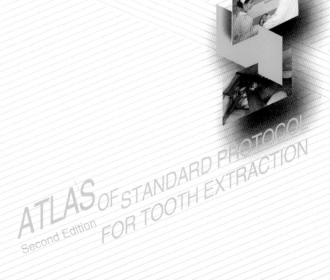

ATLAS OF STANDARD PHOTOCOL

Second Edition

FOR TOOTH EXTRACTION

口腔临床操作技术丛书

第 **2** 版

标准拔牙手术图谱

ATLAS OF STANDARD PROTOCOL
FOR TOOTH EXTRACTION

Second Edition

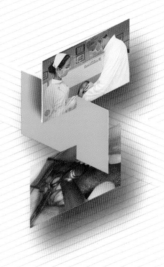

主　编　胡开进

编　者　（以姓氏笔画为序）

丁宇翔（第四军医大学口腔医院）

马　洋（第四军医大学口腔医院）

王静娟（杭州口腔医院城西分院）

邓天阁（第四军医大学口腔医院）

刘　川（第四军医大学口腔医院）

刘　平（第四军医大学口腔医院）

孙湘钊（中国人民解放军第二〇五医院）

杨　霞（第四军医大学口腔医院）

李　元（贵州省人民医院）

李国威（第四军医大学口腔医院）

张述寅（第四军医大学口腔医院）

张博伦（西安医学院第一附属医院）

周宏志（第四军医大学口腔医院）

侯　锐（第四军医大学口腔医院）

洪咏龙（南方医科大学深圳医院）

莫静珍（第四军医大学口腔医院）

贾　森（第四军医大学口腔医院）

薛　洋（第四军医大学口腔医院）

人民卫生出版社

图书在版编目（CIP）数据

标准拔牙手术图谱 / 胡开进主编 . —2 版 . —北京：人民卫生出版社，2017

（口腔临床操作技术丛书）

ISBN 978-7-117-25144-0

Ⅰ.①标… Ⅱ.①胡… Ⅲ.①拔牙 – 图谱 Ⅳ.①R782.11-64

中国版本图书馆 CIP 数据核字（2017）第 216011 号

人卫智网	www.ipmph.com	医学教育、学术、考试、健康，购书智慧智能综合服务平台
人卫官网	www.pmph.com	人卫官方资讯发布平台

标准拔牙手术图谱
第 2 版

主　　编：胡开进
出版发行：人民卫生出版社（中继线 010-59780011）
地　　址：北京市朝阳区潘家园南里 19 号
邮　　编：100021
E - mail：pmph @ pmph.com
购书热线：010-59787592　010-59787584　010-65264830
印　　刷：廊坊一二〇六印刷厂
经　　销：新华书店
开　　本：787 × 1092　1/16　印张：17
字　　数：403 千字
版　　次：2010 年 1 月第 1 版　2017 年 9 月第 2 版
　　　　　2024 年 1 月第 2 版第 10 次印刷（总第 23 次印刷）
标准书号：ISBN 978-7-117-25144-0/R · 25145
定　　价：118.00 元

打击盗版举报电话：**010-59787491**　**E-mail：WQ @ pmph.com**
（凡属印装质量问题请与本社市场营销中心联系退换）

主编简介

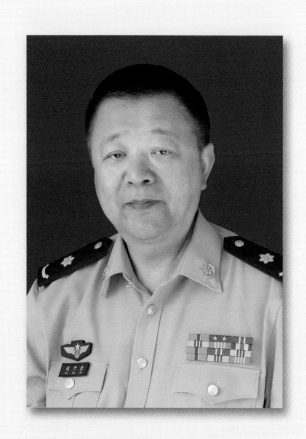

胡开进

陕西安康人,中共党员
教授,主任医师,博士生导师

现任第四军医大学口腔医院口腔外科主任;兼任国际牙医学院院士,中华口腔医学会口腔颌面外科专业委员会常委,陕西省口腔医学会口腔颌面外科专业委员会主任委员。担任国家自然科学基金及国家科技奖评审专家,国家精品课程主讲教授;全国高等学校国家卫生计生委"十三五"研究生规划教材《牙及牙槽外科学》主编,全国高等学校"十二五"普通高等教育本科国家级规划教材《口腔颌面外科学》(第7版)编委,国家卫生计生委住院医师规范化培训规划教材《口腔医学 口腔颌面外科分册》编委,中国口腔颌面外科杂志等7本杂志编委。

军队院校育才奖银奖获得者,获全军优秀教师称号
发表教学和科研论文200余篇,其中SCI收录40余篇
出版专著34部,其中主编及主译专著17部
获得国家、军队、省部和院校级基金、课题17项
获得国家、军队、省部级教学及科研奖励18项

前言

第 1 版《标准拔牙手术图谱》于 2010 年 1 月正式出版,该图谱通过 500 余幅清晰的临床照片和 X 线片并配以简明的文字说明,形象直观地介绍了牙拔除术"四化"理念——"标准化的器械""微创化的技术""规范化的操作"及"人性化的服务",使复杂的牙拔除技术变得简单易行,切实促进了微创拔牙理念和技术在我国的推广应用。自第 1 版问世以来,已有 7 年的时间。在这 7 年里,由于相关器械及技术的发展,因此,我们在第 1 版图谱的基础上,结合最新的技术,对第 1 版图谱中所有的图片和文字都进行了更新,编写了第 2 版《标准拔牙手术图谱》。

第 2 版图谱依旧秉承以图为主、文字为辅的理念,并加入了大量操作视频,扫描二维码即可观看相应的操作视频。通过高质量的临床和影像学照片及视频,从手术器械、手术体位与麻醉、常规拔牙术、外科拔牙术、下颌阻生第三磨牙拔除术、其他部位阻生牙拔除术、牙拔除术后即刻实施的其他牙槽外科手术、拔牙并发症 8 个方面,简单直观地诠释"四化"理念的更新。

第 2 版图谱内容全面、实用性强、信息量大,希望能为口腔外科医师及口腔外科实习生、进修生等提供切实的帮助。

在图谱出版之际,首先感谢邱蔚六院士、王大章教授、刘宝林教授、王兴教授、俞光岩教授、赵铱民教授长期以来的鞭策、关心与支持;

感谢人民卫生出版社对本书出版给予的关怀与支持;感谢同窗好友王奕、卜丁、文志红在我赴美学习期间给予的支持和帮助;感谢张林林在百忙之中为本书拍摄了大量的照片,特此感谢!

鉴于作者水平有限,本图谱中不足之处在所难免,恳请专家和同道指正,广大读者多提宝贵意见,以利于我们今后改进。

第四军医大学口腔医院口腔颌面外科

2017 年 4 月 11 日　于西安

目录

二维码目录

第一章

手术器械

　　工欲善其事,必先利其器。手术器械是保障手术成功的必要条件,正确地选择及应用手术器械既能最大限度减少软、硬组织损伤及拔牙并发症的发生,还能达到缩短拔牙时间、减少患者痛苦的目的。本章主要从基本拔牙器械、辅助拔牙器械、外科拔牙器械和其他拔牙器械4个方面介绍拔牙过程中所需器械及其用途,为临床医师合理选择与正确使用拔牙手术器械提供参考。

第一节　基本拔牙器械

基本拔牙器械是指采用常规拔牙方法拔除简单牙及牙根过程中所使用的器械,主要包括牙钳、牙挺、牙龈分离器及刮匙等。正确地选择及应用基本拔牙器械不仅可以避免将简单牙的拔除复杂化,还可以简化复杂牙的拔除过程。

一、牙　钳

牙钳(forceps)是用来夹持牙冠或牙根,并通过楔入、摇动、扭转和牵引等方式使牙齿松动脱位的器械。选择牙钳时应注意:①钳柄应满足握持舒适、长度适中、能够传递足够力量拔除患牙的要求;②牙钳的关节应开闭灵活且易于控制,尽量选择关节铆紧或嵌入式的牙钳;③钳喙外侧凸起、光滑,内侧凹陷,其凹陷的形状应与需拔除患牙牙冠凸起的形态吻合匹配,且长度应略大于患牙牙冠的高度,最好有增加摩擦力的防滑凹纹,使钳喙对患牙的夹持更加牢固、稳定,钳喙的顶端应尽量薄,以便向患牙根方楔入(图1-1~图1-16)。

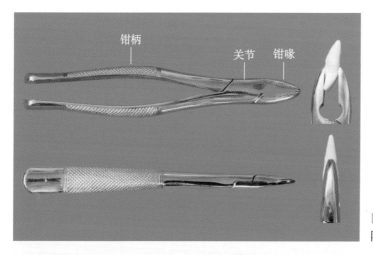

图 1-1　上颌前牙牙钳:用于拔除上颌切牙、侧切牙和尖牙

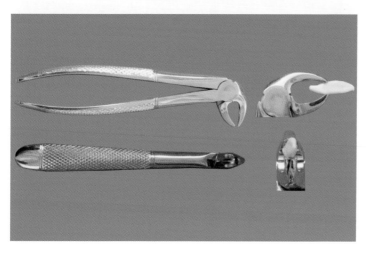

图 1-2　下颌前牙钳:用于拔除下颌切牙、侧切牙和尖牙

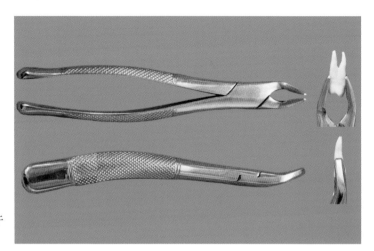

图 1-3　上颌前磨牙牙钳:用于
拔除上颌第一、第二前磨牙

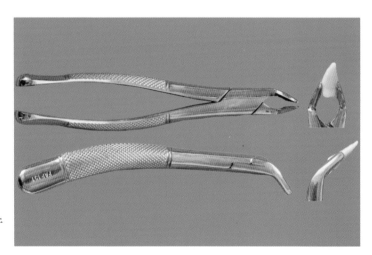

图 1-4　下颌前磨牙牙钳:用于
拔除下颌第一、第二前磨牙

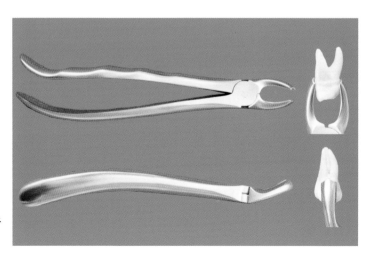

图 1-5　右上颌磨牙牙钳:用于
拔除右侧上颌第一、第二磨牙

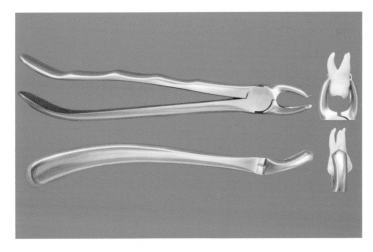

图 1-6　左上颌磨牙牙钳：用于拔除左侧上颌第一、第二磨牙

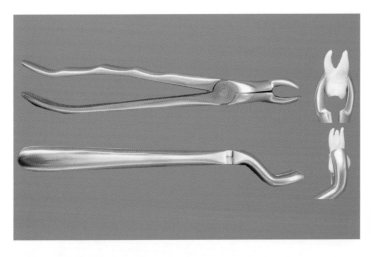

图 1-7　上颌第三磨牙牙钳：用于拔除上颌第三磨牙

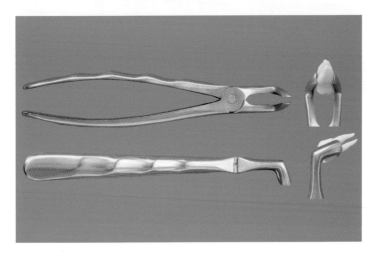

图 1-8　下颌磨牙牙钳：用于拔除下颌第一、第二、第三磨牙

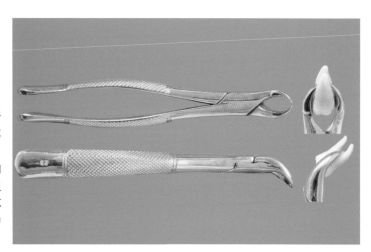

图 1-9　牛角钳:用于拔除牙冠已大部龋(损)坏的下颌第一、第二磨牙

应用时将两喙分别从颊侧和舌侧伸至近中和远中牙根之间,两喙相合后,将龋(损)坏牙直接拔除或将近中和远中牙根分开后分别拔除

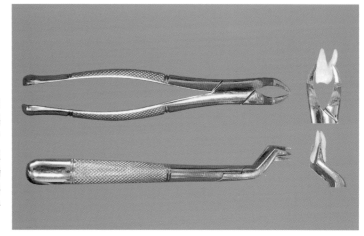

图 1-10　右上颌磨牙类牛角钳:用于拔除牙冠已大部龋(损)坏的上颌第一、第二磨牙

应用时将单端喙从颊侧伸至近中和远中颊根之间,双端喙从腭侧伸入紧贴腭根,将龋(损)坏牙直接拔除或将牙根分开后分别拔除

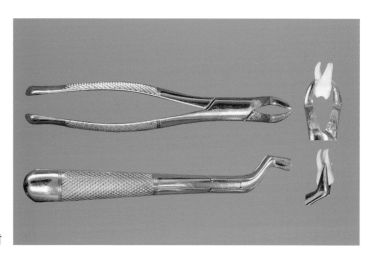

图 1-11　左上颌磨牙类牛角钳

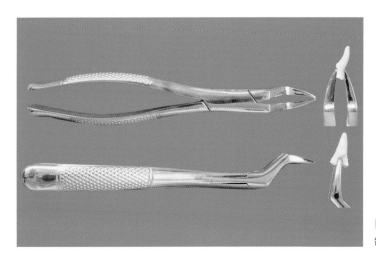

图 1-12　上颌根钳:用于拔除上颌较大、完整、不易夹碎的牙根

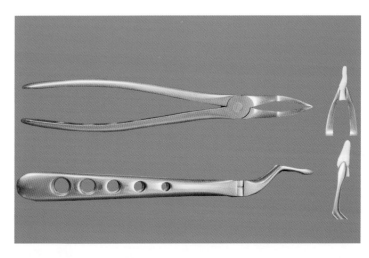

图 1-13　上颌残根钳:用于拔除上颌不完整、易夹碎或位置较深(位于牙龈平面或以下)的牙根

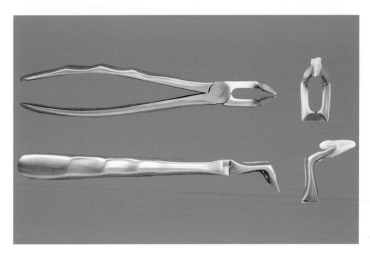

图 1-14　下颌根钳:用于拔除下颌较大、完整、不易夹碎的牙根

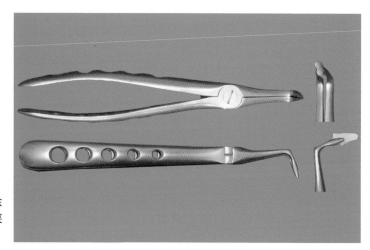

图 1-15 下颌残根钳:用于拔除下颌不完整、易夹碎或位置较深(位于牙龈平面或以下)的牙根

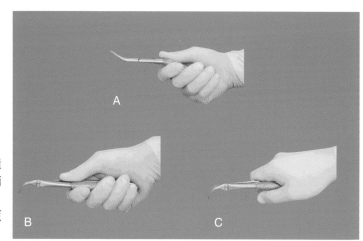

图 1-16 手握牙钳的姿势:手握持牙钳的位置应尽量靠近钳柄末端
A.上颌牙钳握持方法 B、C.下颌牙钳握持方法

二、牙 挺

牙挺(elevators)是通过杠杆、轮轴或楔的原理使牙齿或牙根与周围骨质脱离,达到拔除患牙的目的。牙挺通常可在使用牙钳之前将患牙挺松以简化拔牙过程,有时仅使用牙挺也可将患牙拔除。选择牙挺时应注意:①挺柄的大小和形状应达到握持舒适、易于施加可控力量的目的;②挺杆连接挺柄和挺刃,应有足够的强度承受从挺柄传到挺刃的作用力;③挺刃外凸内凹,凹面形态应与牙根凸起外形吻合匹配,并能与牙根发生最大面积接触,以便产生最大效能,挺刃应薄而锐利,便于插入患牙与牙槽骨之间细小的牙周间隙,刚性要好,使用时不会发生变形(图 1-17~ 图 1-21)。

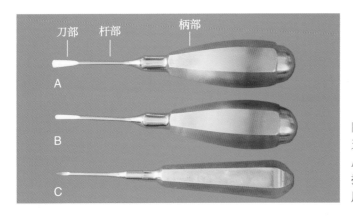

刀部　杆部　柄部

A

B

C

图 1-17　按挺刃的宽窄不同可分为牙挺、根挺、根尖挺
A. 牙挺用于挺松或挺出患牙　B. 根挺用于挺松或挺出牙根　C. 根尖挺用于挺松或挺出牙根尖部

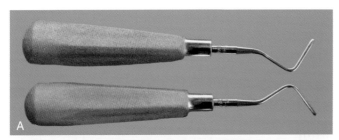

A

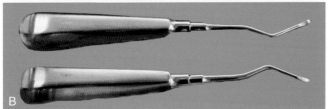

B

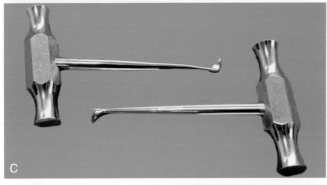

C

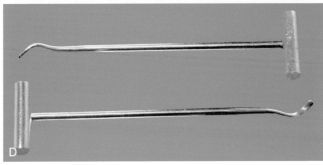

D

图 1-18　按牙挺的形态可分为直挺（图 1-17）、弯挺、弯根尖挺、三角挺、巴士挺。直挺最常用，可用于上、下颌所有牙的拔除；弯挺、三角挺、巴氏挺均左右成对
A. 弯挺用于直挺不易插入的患牙内，多用于下颌牙及牙根的拔除　B. 弯根尖挺　C. 三角挺主要用于拔除下颌磨牙牙根　D. 巴氏挺主要用于拔除上颌第三磨牙

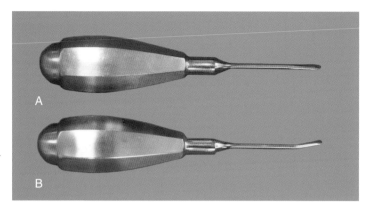

图 1-19 按直挺挺刃的形态可分为直刃挺和弯刃挺
A. 直刃挺 B. 弯刃挺

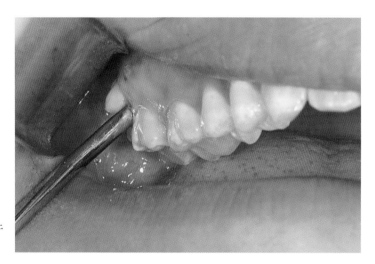

图 1-20 弯刃挺较常用,可用于直刃挺不易插入的后牙间隙

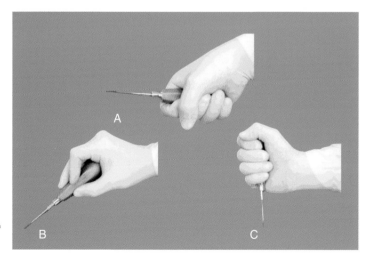

图 1-21 手握牙挺的正确姿势
A、C. 掌握法 B. 指握法

三、其他基本拔牙器械

其他基本拔牙器械包括牙龈分离器（gingival margin trimmers）（图 1-22）、刮匙（periapical curette）（图 1-23）和镊子（图 1-24）。

1. 选择牙龈分离器时应注意的问题　牙龈分离器的刃部应薄而锐，以便插入到牙龈沟底，将患牙与牙龈组织彻底分离，如果需要的话还应能分开、游离患牙近、远中的龈乳头。

2. 选择刮匙时应注意的问题　刮匙两侧工作端的刃部应薄而有一定的弯度，便于深入牙槽窝内对各个骨壁进行搔刮。需注意以下几种情况的牙槽窝应避免搔刮：正常牙槽窝（保护残余牙周膜）、急性炎性牙槽窝（防止炎症的扩散）、乳牙牙槽窝（避免损伤恒牙胚）、近上颌窦的牙槽窝（避免上颌窦穿孔）、近下颌管的牙槽窝（防止伤及下牙槽神经）。

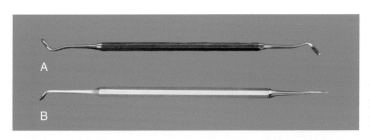

图 1-22　牙龈分离器：用于分离紧贴牙颈部的牙龈组织或龈乳头
A. 弯型　B. 直型

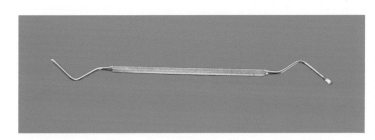

图 1-23　刮匙：因外科专用吸引器可吸除牙槽窝内的残渣及碎片，刮匙现主要用于探查或搔刮牙槽窝内肉芽肿或囊肿，或将刮匙刃部插入到松动断根的间隙内，协助取出松动断根

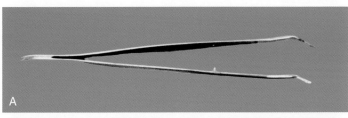

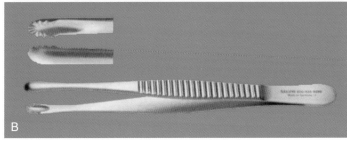

图 1-24　镊子
A. 夹持软物镊子：用于夹取棉球、纱布等，勿夹持已脱位的牙齿残片，以免弹入口咽腔引起误咽或误吸　B. 夹持硬物镊子：用于夹持牙槽窝内已脱位的牙根或碎牙片

3. 选择镊子时应注意的问题　牙槽外科使用的镊子根据工作端的不同分为夹持软物镊子(college pliers)和夹持硬物镊子(toothed forceps),夹持软物镊子前端弯曲与柄部形成角度,便于口腔内操作;夹持硬物的镊子工作端宽大、有凹槽,便于钳夹牙根、碎片等硬物。

第二节　辅助拔牙器械

辅助拔牙器械包括牵拉软组织器械、开口器械和吸引器,其目的是暴露并提供清晰的拔牙术野,尽量减少患者的不适感。

一、牵拉软组织器械

通常可用医助手指或器械牵拉软组织,牵拉软组织器械包括颊部拉钩(minnesota retractor)(图 1-25,图 1-26)、口镜(mouse mirror)(图 1-27,图 1-28)和棉签(swab)等。

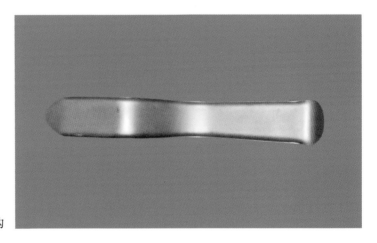

图 1-25　颊部拉钩

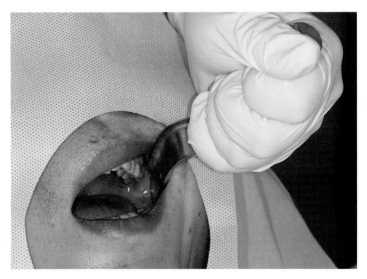

图 1-26　颊部拉钩:用于牵拉并保护软组织

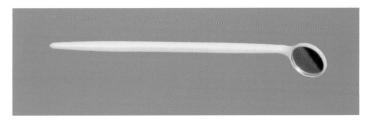

图 1-27   口镜

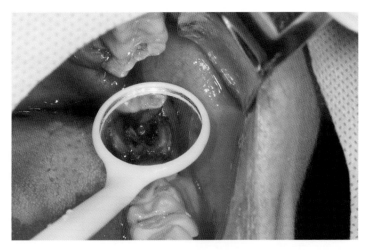

图 1-28   口镜:由于其杆部较细,牵拉时易损伤口角,且医师的疲劳感较大,牵拉及保护软组织效果也较差,现仅用于帮助医师通过反射视野观察断根

选择颊部拉钩时应注意:颊部拉钩的牵拉端宽度约 1.5cm,以便将翻起的组织瓣阻挡在远离术区的位置,使术野暴露更清晰,保护软组织作用更强;颊部拉钩的柄部宽度约 2cm,可让术者采用手握的方式进行牵拉,减少了术者牵拉时的疲劳感,并减少因长时间牵拉而损伤患者的口角。棉签主要用于拔牙前麻醉注射时牵拉口角及唇颊部黏膜。口镜作为传统牵拉器械,由于在拔牙过程中对软组织牵拉、术野的暴露及软组织的保护作用均非常有限,其牵拉软组织的作用已被颊部拉钩完全替代,现多用于反射观察拔牙窝深部断根。

二、开 口 器 械

开口器械包括主动开口器械和被动开口器械,主动开口器械主要是金属开口器(mouth gag)(图 1-29),被动开口器械主要是不同型号的开口𬌗垫(bite block)(图 1-30)。金属开口器主要用于张口受限或不能配合张口的患者,通过后方的撑开装置,可强力撑开增加患者的开口度;开口𬌗垫主要用于手术时间较长、或因镇静及全麻等原因导致患者不能主动张口、或患有颞下颌关节脱位及癫痫等疾病的患者。

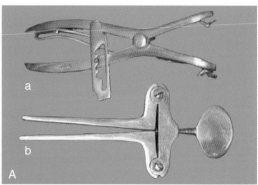

图 1-29　金属开口器:用于强制性撑开患者口腔
A(a)、B. 钳式开口器　　A(b)、C. 丁字开口器

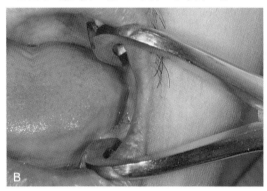

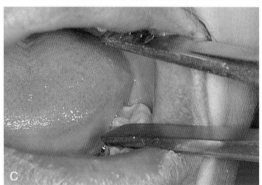

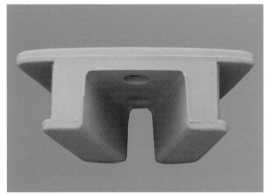

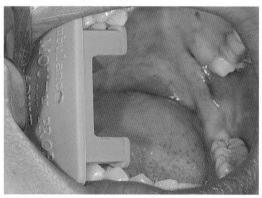

图 1-30　开口殆垫:将合适型号的开口殆垫置于术区对侧的上、下颌之间让患者轻咬住,既不影响手术操作,又可保持合适的开口度并避免患者因长时间大张口产生疲劳,还可防止习惯性颞下颌关节脱位的患者因主动大张口导致关节脱位及癫痫发作引起突然闭口,导致尖锐器械损伤口内软组织

三、吸引器

吸引器包括外科专用吸引器（surgical suction）和一次性塑料吸引器（disposable plastic suction）（图 1-31）。选择外科专用吸引器时应注意：吸引器的头端要细小，直径约 0.4cm，吸力较强，保持术野清晰；能深入牙槽窝内，既可以吸出残渣及牙齿碎片，又不至于轻易堵塞。选择一次性塑料吸引器时应注意：选择可塑性强，同时还有一定硬度；头端直径约 0.8cm，有塑料头保护，不易堵塞。本书后面章节中无特殊说明的"吸引器"均特指"外科专用吸引器"。

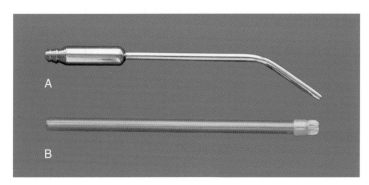

图 1-31　吸引器
A. 外科专用吸引器：在拔牙手术中用于吸除血液、唾液、冲洗液，为术者提供清晰的术野，有时也可用于牵拉颊部或舌体组织，并可吸除牙槽窝内松动的断根及脱位的牙齿　B. 一次性塑料吸引器：通常不用于拔牙手术，主要用于口腔软组织手术

第三节　外科拔牙器械

外科拔牙器械是指采用外科方法拔除复杂牙、埋藏牙和阻生牙等过程中所使用的器械，主要包括切开软组织器械、分离软组织器械、切割及去骨器械、软组织缝合及拆线器械等。

一、切开软组织器械

切开软组织器械包括手术刀柄（scalpel handle）和刀片（scalpel blade），用于切开患牙表面覆盖的软组织或翻瓣显露术区时需切开的黏骨膜组织（图 1-32）。刀柄可分为圆刀柄和扁刀柄，中部表面通过沟槽或磨砂的处理，增加局部摩擦力，提高了手感，避免打滑。刀片按其工作端形态分为圆刀、弯刀和尖刀，拔牙术常用 12 号镰形弯刀和 15 号圆刀片。

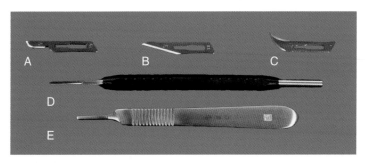

图 1-32　切开软组织器械
A. 圆刀　B. 尖刀　C. 弯刀　D. 圆刀柄　E. 扁刀柄

二、分离软组织器械

分离软组织器械主要为骨膜分离器(periosteal elevator),其主要作用是将黏骨膜瓣(包括牙龈组织)翻离骨组织,此外,还可用于牵拉和保护黏骨膜瓣及舌体组织,在前牙区腭侧埋藏牙拔除时,骨膜分离器可替代颊部拉钩,更深地插入到瓣下牵拉,使视野更好(图1-33)。

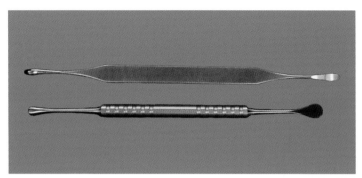

图 1-33　骨膜分离器:一端稍突起,尖端锐利,有利于插入骨膜下;一端是宽头,用于翻开附着龈软组织瓣或协助牵拉和保护黏骨膜瓣

三、切割及去骨器械

切割及去骨器械包括外科专用切割手机(surgical handpiece)及各种类型的外科专用切割钻(surgery burs)。切割手机分为气动式和电动式,但无论使用哪类手机拔牙,必须满足以下条件:手机顶部不能有气体喷入伤口,以免造成污物和碎屑进入伤口深部或导致皮下气肿的发生;为保证术野清楚,冷却水可呈柱状直接喷在切割钻上,只需保证局部切割部位的冷却即可(图1-34,图1-35)。由于电动式切割手机价格较贵,需专用设备、专用接头和钻,仅于口腔颌面外科专科医师拔除难度非常复杂的患牙时使用;气动式切割手机价格低廉,不需专用设备,使用及连接方法同普通口腔科手机,且切割效率高,已广泛使用于所有患牙的拔除。气动式外科专用切割钻切割能力强,长约25mm,切割工作端长6mm、直径约1mm,便于深部牙体组织的切割;气动式加长外科球钻是在普通球钻基础上增加了工作长度及磨削能力,长约30mm,磨削端直径约1.5mm,可用于深部增隙或直接磨除位置较深的断根;电动式专用切割钻型号较多,比气动式长度更长,最长可达44.5mm,尖端更细,可更精细地增隙和磨除骨质(图1-36)。

四、软组织缝合及拆线器械

软组织缝合有助于止血,减小创面,促进创口愈合,固定软组织瓣,避免因进食、吸吮等原因使组织瓣移位而引起创口延期愈合和术区骨面暴露。缝合及拆线器械包括持针器(needle holder)、缝合针(neddles)及线剪(suture scissors)(图1-37,图1-38)。选择持针器时应注意:选用的持针器长度约16cm,钳喙短钝,钳喙的齿槽能稳固地夹持针线,关节部位

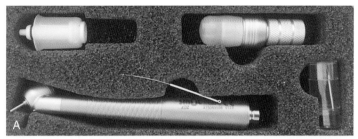

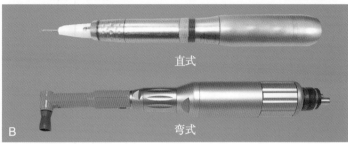

直式

弯式

图 1-34 气动式切割手机、直式及弯式电动切割手机均可用于去骨、增隙、切割牙齿和分根
A.气动式切割手机及配件 B.直式及弯式电动切割手机

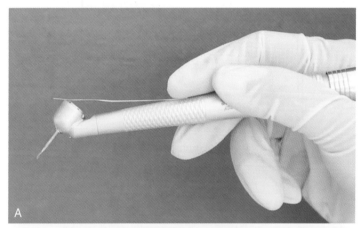

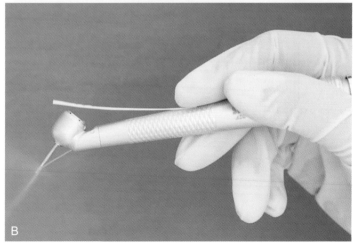

图 1-35 在气动式切割手机头部上方放置纸条(A),手机工作时纸条向机头上方飞扬(B),说明手机气体向上方喷出,手机顶部无气体喷出,水柱由前端喷出,喷到外科专用切割钻工作端,为工作端降温,避免去骨、增隙、切割牙齿和分根时工作端过热造成软硬组织损伤

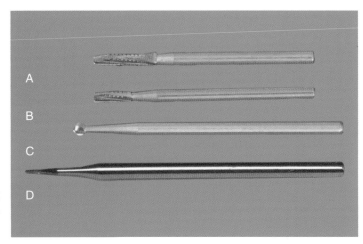

图 1-36 气动式外科专用切割钻（A、B）、气动式加长外科球钻（C）和电动式专用切割钻（D）

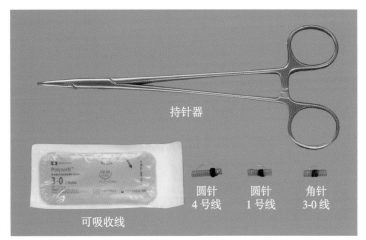

图 1-37 持针器及缝合线

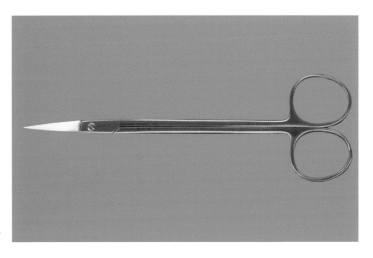

图 1-38 线剪

灵活，做工细致不能有倒钩和较宽的缝隙，防止挂住缝线。选择线剪时应注意：线剪长度约16cm，尖部锋利、窄而长。缝合针应选用圆针，有一定的刚性，针尖锋利无倒刺。缝合材料包括各种缝合线（sutures），多选用1号丝线或尼龙线；可吸收缝线主要用于儿童、智障及复诊不便的患者。

第四节　其他拔牙器械

其他拔牙器械包括：激光治疗仪（laser therapeutic apparatus）、种植机（implantological surgical unit）、超声骨刀（piezosurgery）、高速涡轮手机（high speed turbines）、锤子、劈冠器、骨凿和物理牙钳（physics forceps）等（图1-39~ 图1-45）。

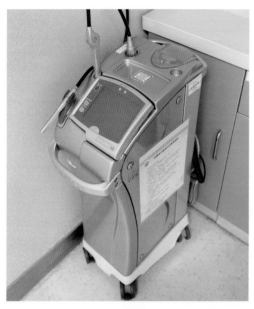

图1-39　激光治疗仪：激光切割准确性高、创伤小，但切割效率低、造价高，在拔牙术中多用于软组织的切开和拔牙术后疼痛、肿胀的辅助恢复治疗

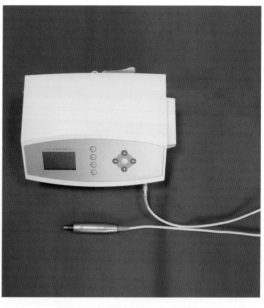

图1-40　种植机：冷却效果好，但切割效率低、造价高，需专用钻头，目前很少用于拔牙手术，有时仅用于去骨及增隙

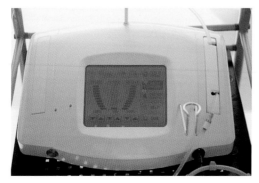

图1-41　超声骨刀：仅对骨组织有作用，切割创伤小，但对牙齿的切割效率很低，且设备较贵，通常仅用于拔除与上颌窦或下牙槽神经管关系密切的患牙时的去骨、增隙

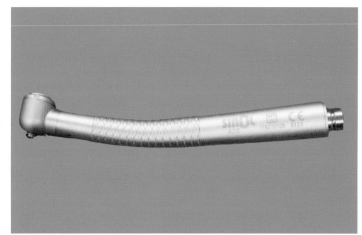

图 1-42 高速涡轮手机:因气体是从前端向下吹,易将牙齿残渣等吹进牙槽窝,造成术后皮下气肿及感染、疼痛等并发症,且切割效率低、降温水呈雾状淋洒影响术野等原因,目前已完全被外科专用切割手机取代

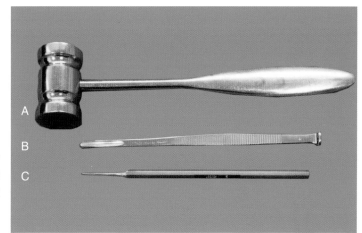

图 1-43 使用锤子、劈冠器、骨凿拔牙,由于操作时间长,技术难度大,易导致各种严重并发症,目前国际已淘汰此落后方法
A.锤子 B.劈冠器 C.骨凿

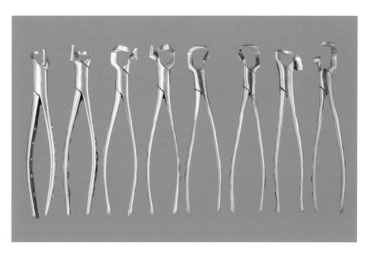

图 1-44 各种类型的物理牙钳

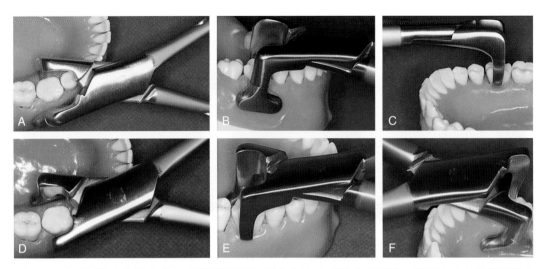

图 1-45　物理牙钳在使用时,类似于用开瓶器开瓶子的方法,如拔除左下颌第一磨牙时,先放置将牙齿向颊侧撬动的牙钳(A. 𬌗面观;B. 颊侧观;C. 舌侧观)并持续用力,再放置将牙齿向舌侧撬动的牙钳(D. 𬌗面观;E. 颊侧观;F. 舌侧观)并持续用力向舌侧撬动,如此反复,撕裂牙周膜,起到松解牙齿的作用

(孙湘钊　薛洋　洪咏龙)

第二章

手术体位与麻醉

　　体位与麻醉是患者在接受牙拔除术时的重要环节,也是术前不可或缺的步骤。良好的体位是手术顺利进行的重要保证,不仅能使患者获得最舒适的就医感受,还能使术者、助手获得最佳手术视野及最舒适操作体位,最终使手术得以安全、高效地进行。良好的麻醉是手术顺利进行的前提和基础,掌握标准的口腔局部麻醉技术是对每一位术者的基本要求,也是减轻和避免患者术中身心痛苦的重要途径。本章通过对拔牙手术体位及口腔常用局部麻醉技术进行介绍,让术者及助手熟悉和掌握各种情况下的体位与麻醉,为手术顺利进行作好充分的准备。

第一节　拔牙手术体位

拔牙手术的体位包括术者、助手及患者的体位,本节主要对全身状况正常的拔牙患者手术体位进行介绍(图2-1~图2-14)。

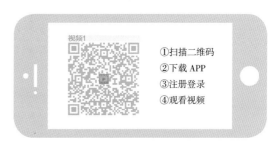

视频1

①扫描二维码
②下载 APP
③注册登录
④观看视频

视频 1　拔牙手术体位

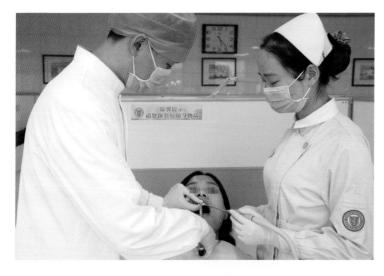

图 2-1　站位拔除上颌牙时,术者位于患者右侧,助手位于患者左侧,术者及助手的手肘高度平齐或略高于患者口腔高度,患者大张口时上颌𬌗平面与地面呈 60°角。拔除上颌前牙时,患者头正位,平视前方

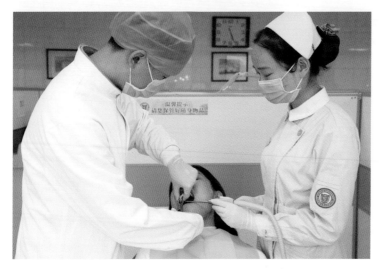

图 2-2　站位拔除右侧上颌后牙时,患者头部偏向术者

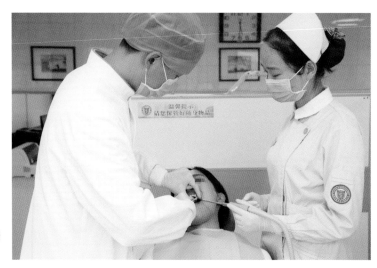

图 2-3 站位拔除左侧上颌后牙时,患者头稍偏向术者

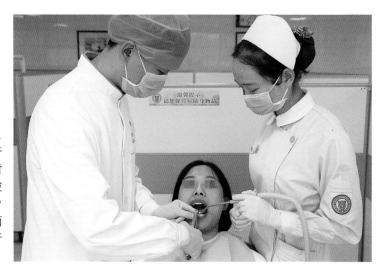

图 2-4 站位拔除下颌牙时,术者位于患者右侧,助手位于患者左侧,术者及助手的手肘高度平齐或略高于患者口腔高度,术者肘关节约呈 100°角,患者大张口时下颌𬌗平面与地面平行。拔除下颌前牙时,患者头正位,平视前方

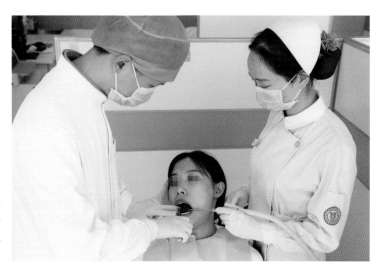

图 2-5 站位拔除右侧下颌后牙时,患者头部偏向术者,助手一手执吸引器,辅助清洁术区,暴露术野

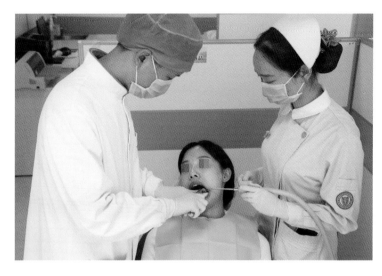

图 2-6 站位拔除左侧下颌后牙时,患者头稍偏向术者

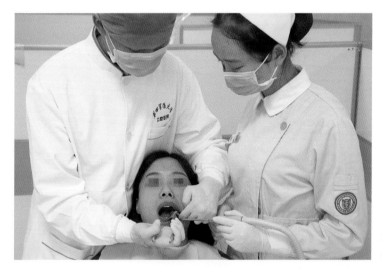

图 2-7 站位拔除下颌牙时,术者也可站于患者后方,但术者需反握牙钳

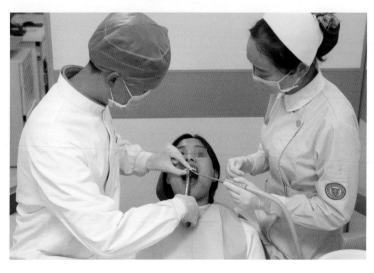

图 2-8 坐位拔除上颌牙时,术者位于患者右侧,助手位于患者左侧,术者及助手的手肘高度平齐于患者口腔高度,患者大张口时上颌殆平面与地面呈 60°角。拔除上颌前牙时,患者头正位,平视前方

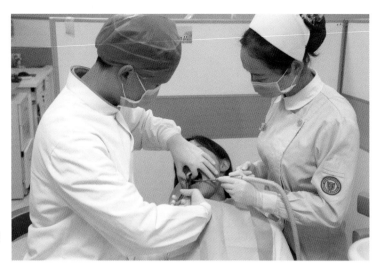

图 2-9 坐位拔除右侧上颌后牙时,患者头部偏向术者

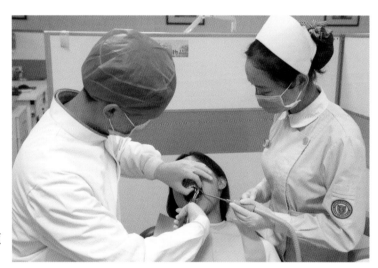

图 2-10 坐位拔除左侧上颌后牙时,患者头稍偏向术者

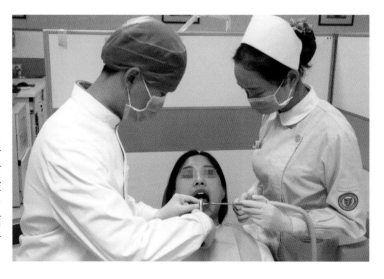

图 2-11 坐位拔除下颌牙时,术者位于患者右侧,助手位于患者左侧,术者及助手的手肘高度平齐或略高于患者口腔高度,术者肘关节约呈 100°角,患者大张口时下颌殆平面与地面平行。拔除下颌前牙时,患者头正位,平视前方

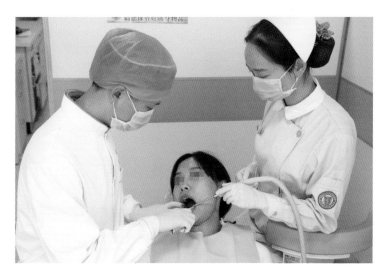

图 2-12 坐位拔除右侧下颌后牙时,患者头部偏向术者

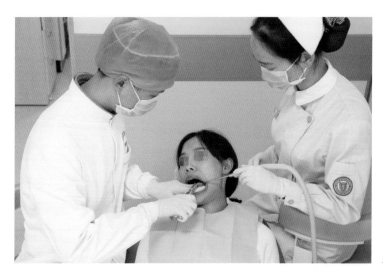

图 2-13 坐位拔除左侧下颌后牙时,患者头稍偏向术者

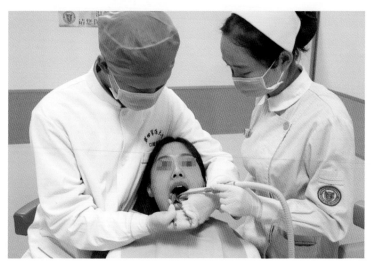

图 2-14 坐位拔除下颌牙时,术者也可坐于患者后方,但术者需反握牙钳

第二节　口腔局部麻醉

　　标准、无痛、安全的局麻技术是拔牙手术顺利实施的基本保障,实施麻醉时一定要注意注射速度(为避免发生局麻中毒反应,注射速度应控制在≤1ml/min),密切观察患者的临床表现,及时处理患者的各种不良反应,避免各种麻醉意外的发生(图 2-15~ 图 2-27)。

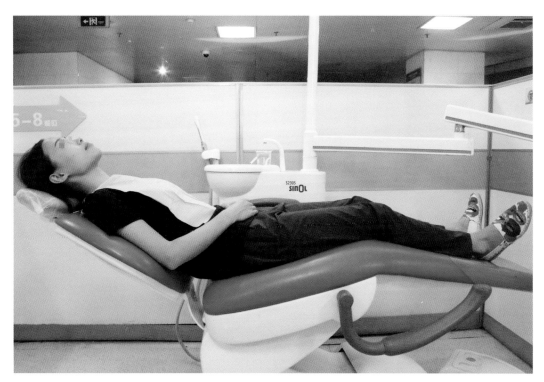

图 2-15　对患者行口腔局部麻醉时,为尽量避免患者因各种原因导致的脑部短暂性缺血而发生晕厥,应取仰卧位或半卧位;如遇意外,应立即停止操作

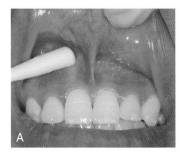
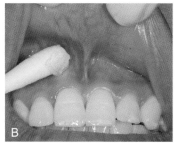
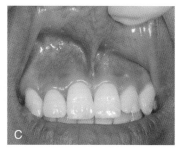

图 2-16　对某些患者需实施表面麻醉
A. 绷紧局部软组织黏膜,显露注射区域并用棉签擦干　B. 将蘸有表面麻醉药品的棉签按顺时针方向涂布于注射区域 1~2 分钟　C. 表面麻醉后,注射区域黏膜变得干燥粗糙

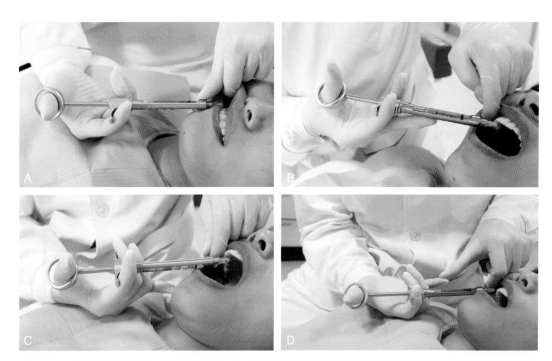

图 2-17　支点的选择:麻醉时要有良好的支点,避免因各种原因导致注射器的意外移动而误扎术者或患者
A.将握持注射器的手置于患者肩部,掌心向上握持注射器,牵拉软组织手的大拇指抵住固定注射器　B.掌心向上握持注射器,手臂紧贴术者腰部,用持注射器手的中指抵住固定注射器　C.掌心向上握持注射器,用小指抵在患者颏部　D.掌心向上握持注射器,手臂紧贴术者腰部,用持注射器手的小指抵住牵拉患者软组织手的拇指

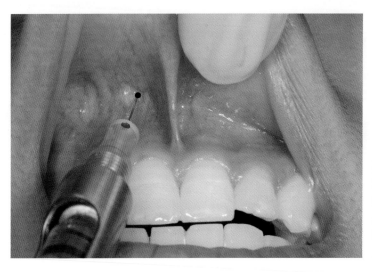

图 2-18　唇(颊)侧局部浸润麻醉:行唇(颊)侧牙龈浸润麻醉时,用手指或棉签等牵拉工具绷紧局部软组织,充分显露注射区域,从口腔前庭沟黏膜转折处进针,于黏膜下回抽无血后注射麻药 0.5~2ml

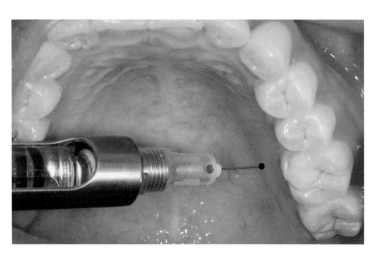

图 2-19　腭部局部浸润麻醉：行腭部牙龈浸润麻醉时，进针点位于距牙龈缘 5~10mm 内，于黏膜下回抽无血后注射麻药 0.5ml；该方法可达到与腭部神经阻滞麻醉相同的效果，并可有效避免因阻滞麻醉进针点靠后而导致患者恶心、呕吐等不适

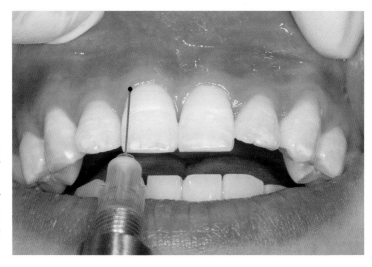

图 2-20　牙周膜内注射麻醉：注射器自牙面近、远中平行于牙体长轴刺入牙周膜内 5mm，分别注射麻药 0.2ml；该麻醉方法适用于血友病等有出血倾向的患者，亦可作为常规麻醉后效果不佳时的补充麻醉

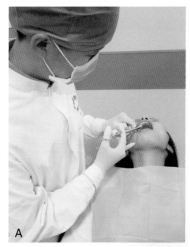
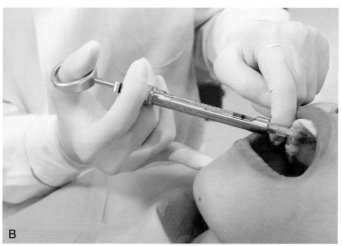
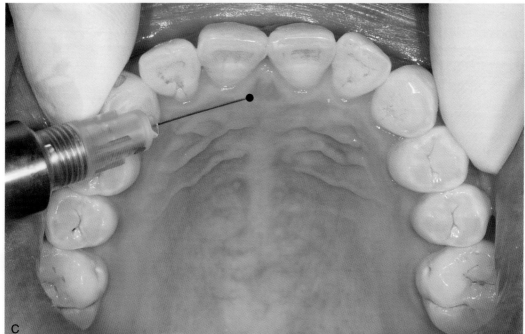

图 2-21 鼻腭神经阻滞麻醉

A. 嘱患者头后仰，尽量大张口 B. 进针及注射时应有稳定的支点，可用小指以患者头面部为支点 C. 进针点位于切牙乳头最宽处侧面的腭部黏膜，与腭部呈 45°角刺入后缓慢进针直抵切牙管骨面，后退 1mm 回抽无血后注射麻药约 0.5ml

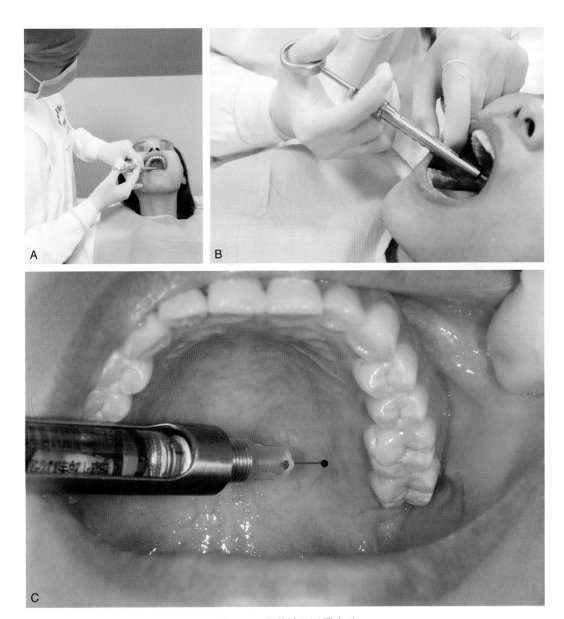

图 2-22　腭前神经阻滞麻醉

A. 嘱患者头后仰,尽量大张口　B. 进针及注射时应有稳定的支点　C. 进针点位于上颌第二和第三磨牙腭侧根尖部,腭大孔稍前方的腭部软组织凹陷处,自对侧刺入缓慢进针直抵骨面,后退 1mm 回抽无血后注射麻药约 0.5ml

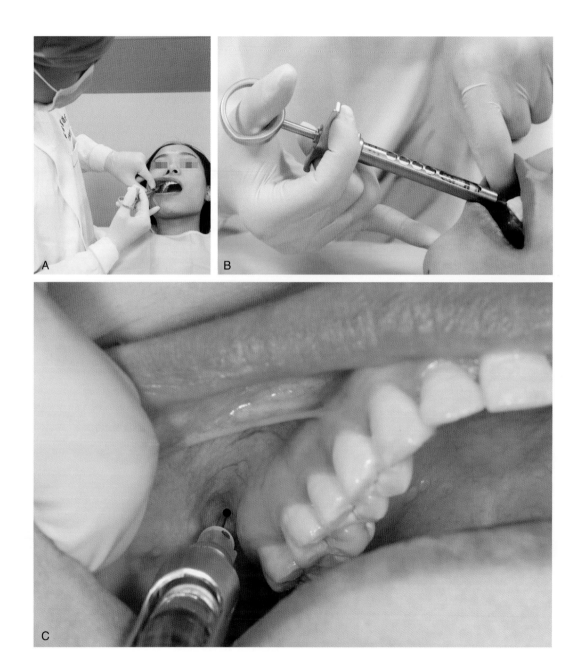

图 2-23 上牙槽后神经阻滞麻醉

A. 患者头部可稍偏向对侧,半张口　B. 进针及注射时应有稳定的支点　C. 进针点位于上颌第二磨牙远中颊侧前庭沟黏膜转折处,注射器与上颌第二磨牙牙体长轴呈 40° 角刺入,沿上颌结节表面弧形滑动,向上、后、内方向缓慢进针,进针深度不超过 2cm,回抽无血后注射麻药 1.5~2ml

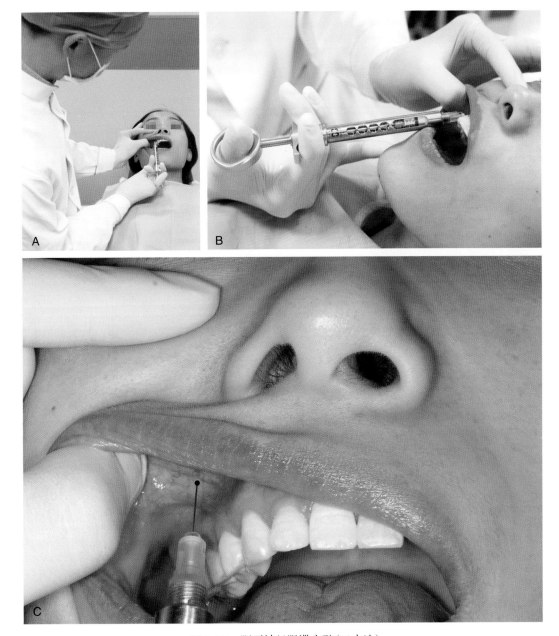

图 2-24　眶下神经阻滞麻醉（口内法）

A.患者头正位,双眼平视前方,半张口　B.进针及注射时应有稳定的支点,左手手指牵拉软组织并扪及眶下缘下方,避免进针过深伤及眼球　C.进针点位于第一前磨牙颊侧前庭沟黏膜转折处,平行于牙体长轴刺入,缓慢进针达眶下孔前方,回抽无血后注射麻药约 1ml

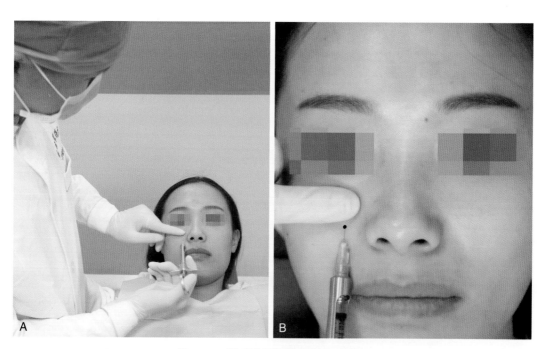

图 2-25 眶下神经阻滞麻醉（口外法）

A.进针及注射时应有稳定的支点,左手手指扣及眶下缘下方,避免进针过深伤及眼球 B.进针点位于鼻翼旁 1cm 处,注射器与皮肤呈 45°角刺入,向上、后、外进针约 1.5cm,回抽无血后注射麻药约 1ml

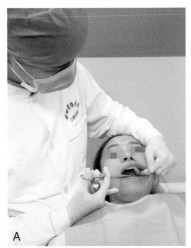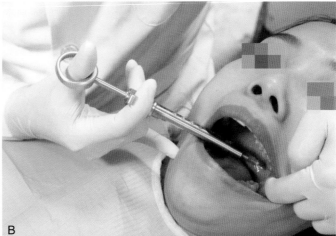

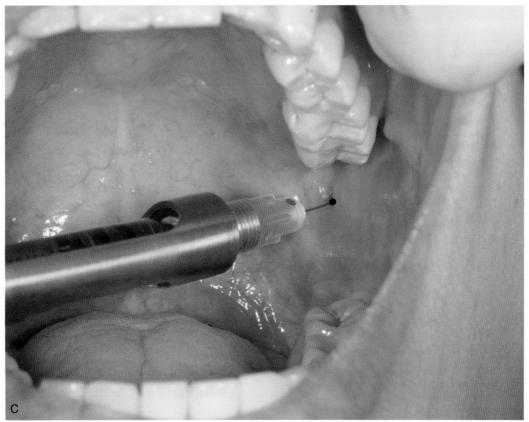

图 2-26 下牙槽、颊(长)、舌神经一次阻滞麻醉

A. 嘱患者大张口,用手指或其他辅助牵拉工具绷紧显露注射点　B. 进针及注射时应有稳定的支点,确保注射器与下颌殆平面保持平行　C. 进针点位于颊脂垫尖,翼下颌皱襞外侧 3~4mm 处,患者大张口时注射器置于对侧口角处(即第一、二前磨牙之间),与中线呈 45° 角,高于下颌殆平面 1cm 并与之平行进针,进针深度约为 2~2.5cm 直抵骨面,回抽无血后注射麻药 1~1.5ml 可麻醉下牙槽神经;针尖后退 1cm 注射麻药 0.5~1ml,可麻醉舌神经;针尖后退至肌层、黏膜下时注射麻药 0.5~1ml 可麻醉颊(长)神经

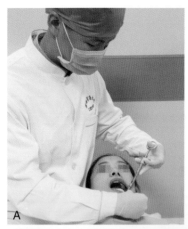
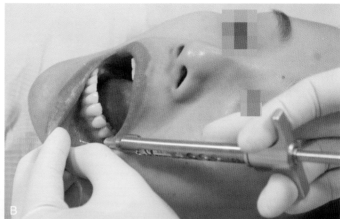
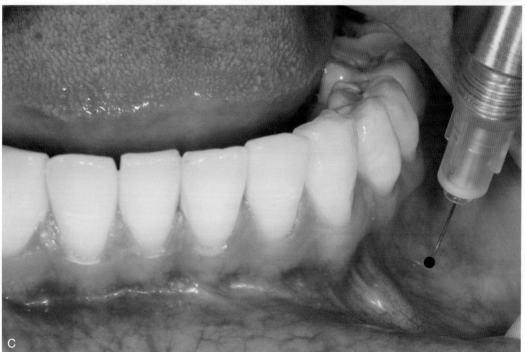

图 2-27 颏神经阻滞麻醉

A. 嘱患者半张口或大张口，利用手指或其他牵拉工具充分显露注射区域　B. 进针及注射时应有稳定的支点，必要时可夹紧固定肘关节作为支点　C. 进针点位于下颌第二前磨牙颊侧前庭沟黏膜转折处，进针后向前、下、内方向寻找颏孔，于下颌骨下缘上方约 1cm 处刺入颏孔，回抽无血后注射麻药 0.5~1ml

（周宏志　李元）

第三章

常规拔牙术

　　常规拔牙术是指采用常规拔牙器械对简单牙及牙根进行拔除的手术，操作时可无需助手配合，术者左手辅助暴露术野、保护邻牙、固定下颌，也可由助手配合完成。行常规拔牙术时如果操作不当（如夹碎牙冠、术中断根等），不但会增加拔牙难度，还可能使简单的拔牙过程复杂化或需采用外科拔牙术才能将患牙拔除，甚至会造成患者不必要的痛苦。本章通过介绍常规拔牙术的标准化步骤以及各类牙、牙根、拥挤牙、弓外牙的具体拔除方法与技巧，帮助读者在临床实践中尽量减少手术并发症，最大限度地减轻患者术后反应。

第一节　拔　牙　步　骤

常规拔牙术的步骤包括分离牙龈、安放牙挺并挺松或挺出患牙、安放牙钳、拔除患牙、处理拔牙创,应根据所需拔除患牙的不同情况,采用不同的拔除方法。

一、分　离　牙　龈

分离牙龈的目的是将附着于患牙颈部的牙龈完全与患牙分离,避免安放牙钳时夹伤牙龈及拔除患牙时撕裂牙龈(图 3-1~ 图 3-3);此外,当残根位于龈下时,充分地分离牙龈还可使残根完好的显露(图 3-4)。

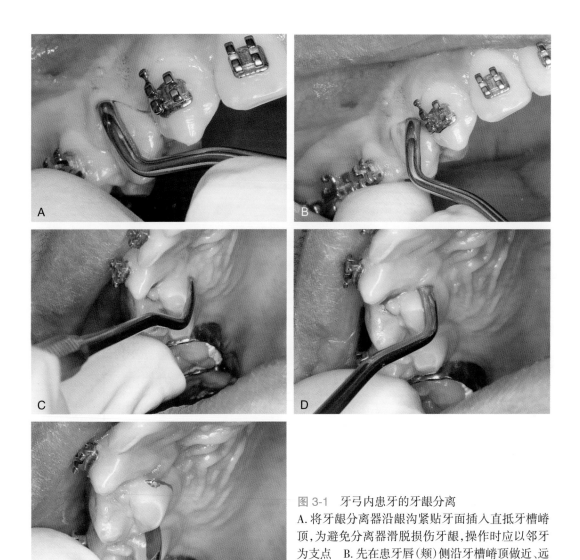

图 3-1　牙弓内患牙的牙龈分离
A. 将牙龈分离器沿龈沟紧贴牙面插入直抵牙槽嵴顶,为避免分离器滑脱损伤牙龈,操作时应以邻牙为支点　B. 先在患牙唇(颊)侧沿牙槽嵴顶做近、远中滑动将牙龈彻底分离　C. 再在患牙舌(腭)侧沿牙槽嵴顶作近、远中滑动将牙龈彻底分离　D. 分离近中邻面牙龈　E. 分离远中邻面牙龈

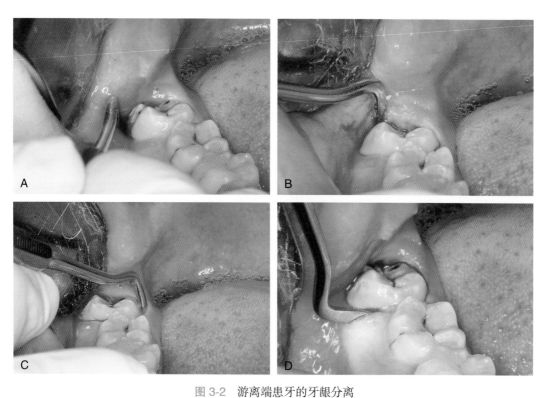

图 3-2　游离端患牙的牙龈分离

A. 先彻底分离唇（颊）侧牙龈　B. 再分离远中游离端牙龈　C. 而后彻底分离舌（腭）侧牙龈　D. 最后分离近中邻面牙龈

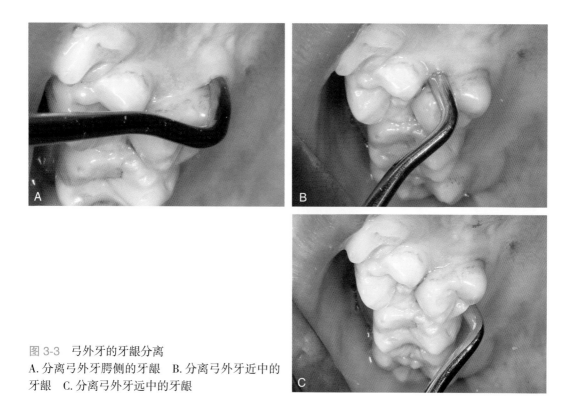

图 3-3　弓外牙的牙龈分离

A. 分离弓外牙腭侧的牙龈　B. 分离弓外牙近中的牙龈　C. 分离弓外牙远中的牙龈

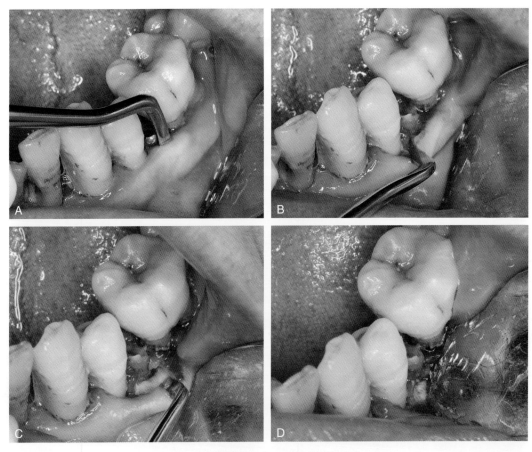

图 3-4　残根断面位于龈下的牙龈分离
A. 彻底分离唇(颊)侧牙龈　B. 分开并断离近中邻面牙龈　C. 分开并断离远中邻面牙龈　D. 将完全游离的牙龈翻开即可彻底暴露牙槽嵴顶,显露患牙

二、安 放 牙 挺

选用标准、合适的牙挺(牙挺、根挺或根尖挺)从患牙牙周骨质较厚一侧沿患牙表面(如果牙列完整且第三磨牙拔除阻力不大的情况下,也可在第二、第三磨牙之间楔入)楔入至牙根与牙槽骨之间的牙周间隙内,通过楔、轻微地旋转及撬动的力量(详见本章"第三节　牙挺拔牙法")达到挺松或挺出患牙的目的(图3-5,图3-6)。

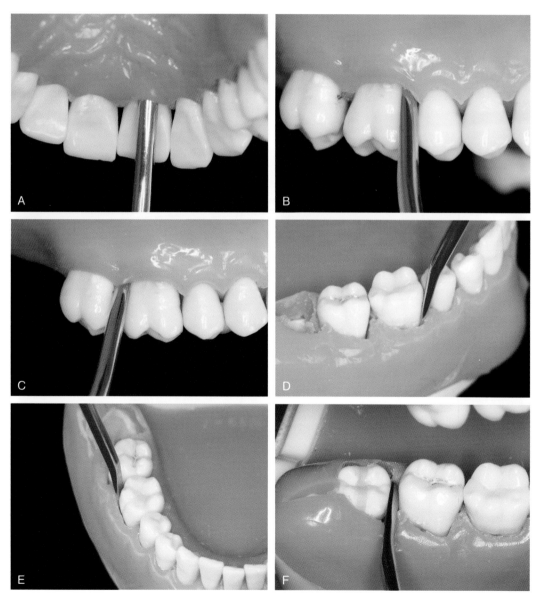

图 3-5　牙挺的楔入位置

A.上颌前牙(包括前磨牙)腭侧　B.上颌磨牙(包括前磨牙)近中颊侧　C.上颌磨牙(包括前磨牙)远中颊侧　D.下颌磨牙(包括前磨牙及前牙)近中颊侧　E.下颌磨牙(包括前磨牙及前牙)远中颊侧　F.下颌(包括上颌)第二、第三磨牙之间

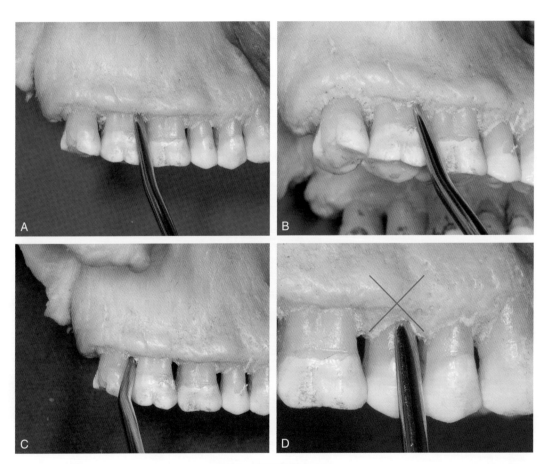

图 3-6　牙挺的楔入方法

A. 沿患牙表面楔入至牙周间隙,尽可能地向根方插入　B. 楔入后,挺刃应与患牙表面完全贴合　C. 从患牙近中(或远中)颊侧楔入后,挺刃应尽量位于患牙近中侧(或远中侧)　D. 如果楔入后挺刃完全位于患牙颊侧,操作时易损伤牙槽骨

三、安 放 牙 钳

选用标准、合适的牙钳(牙钳、根钳或残根钳)沿患牙的唇(颊)、腭(舌)侧表面由外形高点滑入龈沟,插入至牙槽嵴顶,避免误夹牙龈,保持钳喙与牙长轴方向一致(图 3-7),通过摇动、扭转、牵引等力量使患牙松动,并沿阻力最小的方向脱位拔除患牙(详见本章"第二节　牙钳拔牙法")。

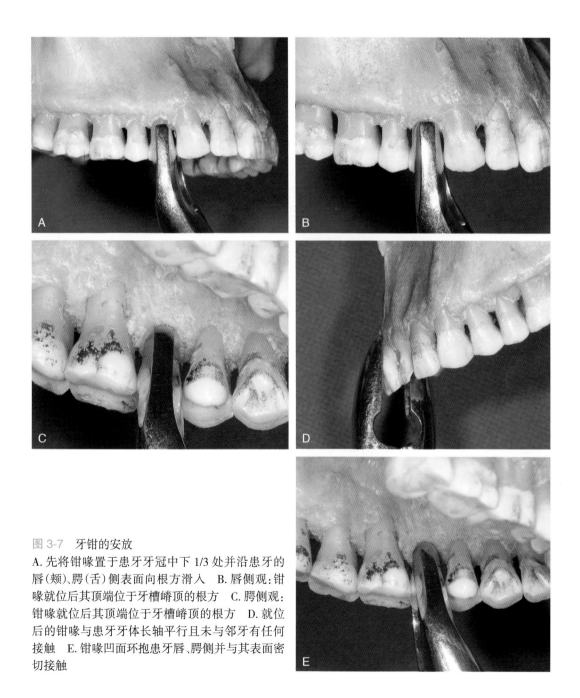

图 3-7　牙钳的安放
A. 先将钳喙置于患牙牙冠中下 1/3 处并沿患牙的唇(颊)、腭(舌)侧表面向根方滑入　B. 唇侧观:钳喙就位后其顶端位于牙槽嵴顶的根方　C. 腭侧观:钳喙就位后其顶端位于牙槽嵴顶的根方　D. 就位后的钳喙与患牙牙体长轴平行且未与邻牙有任何接触　E. 钳喙凹面环抱患牙唇、腭侧并与其表面密切接触

四、拔牙窝的处理

　　患牙拔除后先检查拔除的患牙是否完整,然后用刮匙清理牙槽窝内残留的牙结石、碎骨片、炎性肉芽组织等,也可用吸引器将其吸净。将棉条置于拔牙窝唇(颊)、腭(舌)侧,用手指轻压复位牙槽窝,并检查有无过高的骨嵴或过锐的骨尖。最后将棉条放置于拔牙创表面,嘱患者咬紧止血(图 3-8)。

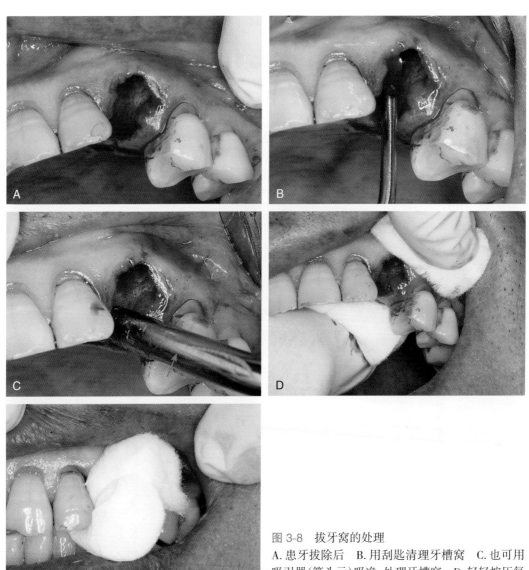

图 3-8　拔牙窝的处理
A.患牙拔除后　B.用刮匙清理牙槽窝　C.也可用吸引器(箭头示)吸净、处理牙槽窝　D.轻轻按压复位牙槽窝　E.将棉条放置于拔牙创表面并嘱患者咬紧

第二节　牙钳拔牙法

牙钳拔牙法是用合适的牙钳环抱患牙,通过摇动、旋转、牵引等力量拔除患牙。如果使用得当,是一种效率最高、创伤最小的拔牙方法,是首选的拔牙方法。拔除过程中应注意控制力量及幅度,避免发生断根而增加拔牙难度。旋转及摇动时要稳定、持续用力,当旋转及摇动至一定幅度时要保持数秒可有效撕裂牙周膜,当患牙已松动时应注意牵引方向,防止损伤邻牙和对颌牙。

一、八字旋转法

使用旋转力拔牙时,常因旋转角度过大而导致断根,而八字旋转法既可增加旋转角度,又能避免发生断根。该方法是牙钳就位后,先顺时针方向小幅度旋转适当角度,再逆时针方向小幅度旋转适当角度。转动过程中不必频繁更换方向,可向一侧施加适当的力量持续数秒,再转向另一侧施加适当的力量持续数秒,转换数次后患牙即可松动,再使用摇动力或牵引力即可轻松取出患牙。该方法也可用于多根牙,但旋转角度要控制(图 3-9)。

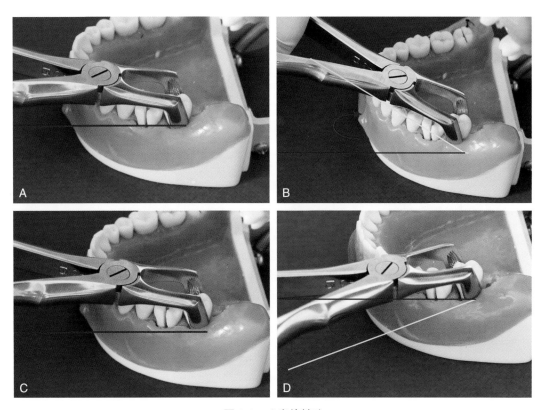

图 3-9　八字旋转法
A.牙钳就位　B.顺时针旋转一定角度后持续数秒　C.返回原来位置　D.逆时针旋转一定角度后持续数秒

二、牙钳拔牙法

牙钳拔牙法就是用合适的牙钳拔除患牙或残冠。由于旋转力量破坏牙周韧带的作用最强且损伤牙槽骨的可能性最小,因此,牙钳就位后首先尝试八字旋转法,再结合使用摇动及牵引力量拔除患牙(图 3-10~ 图 3-21)。当发现用牙钳拔除困难或需要使用较大的力量才能拔除患牙时,应及时采用外科拔牙法(详见"第四章 外科拔牙术")。

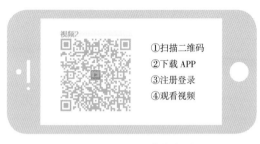

① 扫描二维码
② 下载 APP
③ 注册登录
④ 观看视频

视频 2 牙钳拔除前磨牙

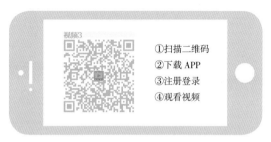

① 扫描二维码
② 下载 APP
③ 注册登录
④ 观看视频

视频 3 牙钳拔除磨牙

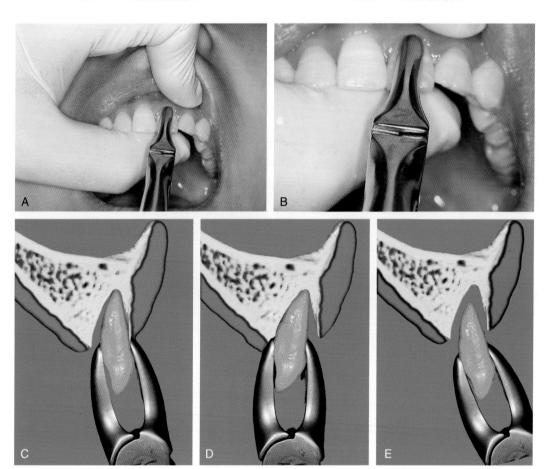

图 3-10 上颌前牙的拔除(局部麻醉、分离牙龈后)
A. 术者右手握持牙钳,左手示指与拇指置于患牙唇、腭侧,牵拉口角、感知牙根动度,且邻牙有动度时可及时发现 B. 牙钳就位后先尝试八字旋转法 C. 唇侧摇动 D. 腭侧摇动 E. 牵引拔除

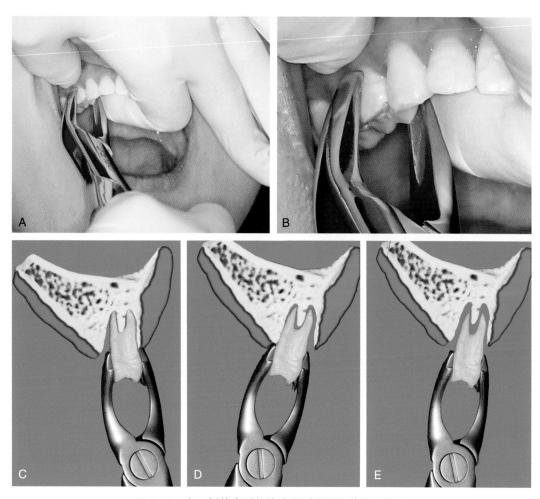

图 3-11　右上颌前磨牙的拔除（局部麻醉、分离牙龈后）

A. 术者右手握持牙钳，左手拇指、示指置于患者颊、腭侧，牵拉口角，感知牙根动度，且邻牙有动度时可及时发现　B. 牙钳就位后先尝试八字旋转法　C. 颊侧摇动　D. 腭侧摇动　E. 牵引拔除

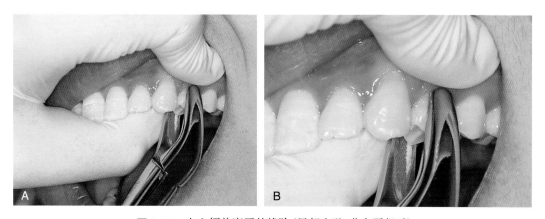

图 3-12　左上颌前磨牙的拔除（局部麻醉、分离牙龈后）

A. 术者右手握持牙钳，左手示指、拇指置于患者颊、腭侧，牵拉口角，感知牙根动度，且邻牙有动度时可及时发现　B. 牙钳就位后先尝试八字旋转法（后续拔牙方法同右侧）

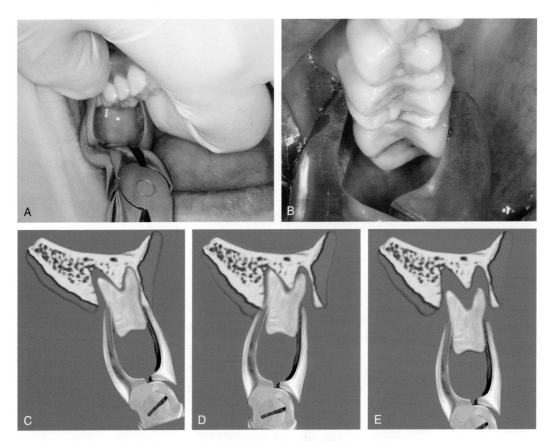

图 3-13 右上颌磨牙的拔除（局部麻醉、分离牙龈后）
A. 术者右手握持牙钳，左手拇指、示指置于患者颊、腭侧，牵拉口角，感知牙根动度，且邻牙有动度时可及时发现 B. 牙钳就位后先尝试八字旋转法 C. 颊侧摇动 D. 腭侧摇动 E. 牵引拔除

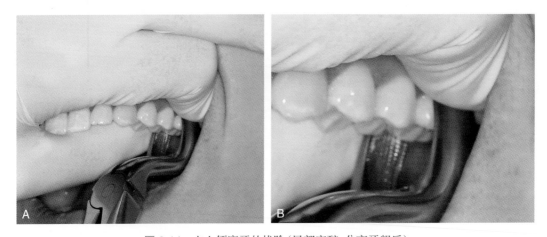

图 3-14 左上颌磨牙的拔除（局部麻醉、分离牙龈后）
A. 术者右手握持牙钳，左手示指、拇指置于患者颊、腭侧，牵拉口角，感知牙根动度，且邻牙有动度时可及时发现 B. 牙钳就位后先尝试八字旋转法（后续拔牙方法同右侧）

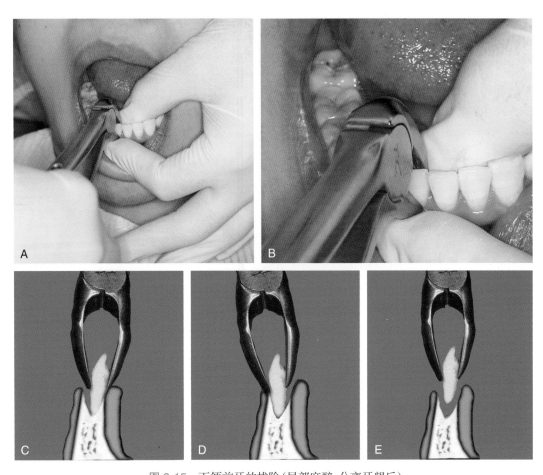

图 3-15 下颌前牙的拔除（局部麻醉、分离牙龈后）

A. 术者右手握持牙钳，左手示指、拇指置于患者唇、舌侧，牵拉口角、感知牙根动度，且邻牙有动度时可及时发现　B. 牙钳就位后先尝试八字旋转法　C. 唇侧摇动　D. 舌侧摇动　E. 牵引拔除

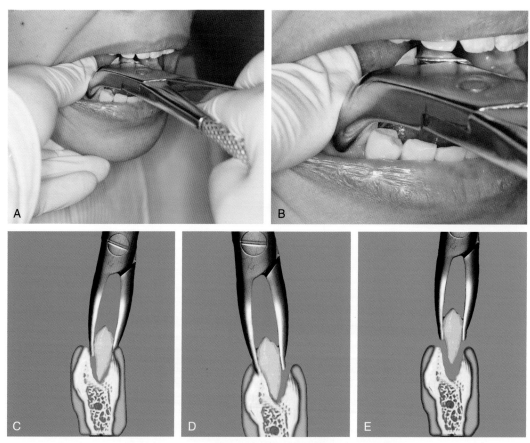

图 3-16　右下颌前磨牙的拔除（局部麻醉、分离牙龈后）

A. 术者右手握持牙钳，左手拇指置于患者右下颌牙列咬合面，其余手指置于下颌骨下缘，在拔除时提供抗力并稳定下颌骨　B. 牙钳就位后先尝试八字旋转法　C. 颊侧摇动　D. 舌侧摇动　E. 牵引拔除

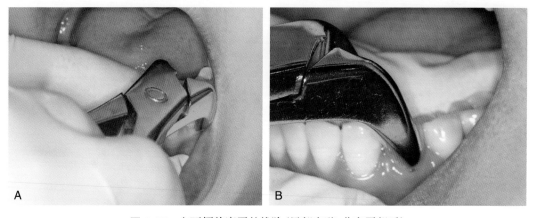

图 3-17　左下颌前磨牙的拔除（局部麻醉、分离牙龈后）

A. 术者右手握持牙钳，左手示指放置于颊侧前庭沟并翻开颊部，中指放在舌侧，挡住舌体，拇指放在下颌骨下缘，下颌骨位于拇指和其余手指之间，在拔除时提供抗力并稳定下颌骨　B. 牙钳就位后先尝试八字旋转法（后续拔牙方法同右侧）

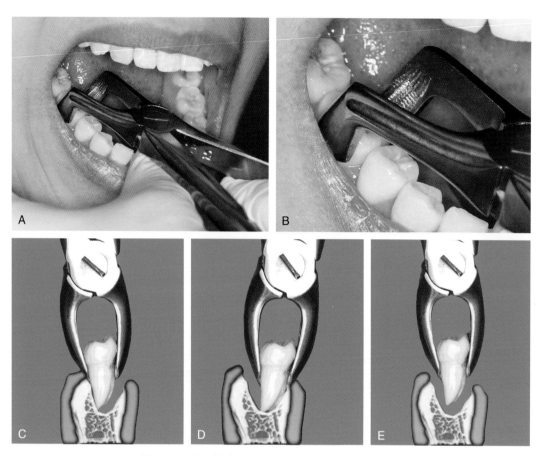

图 3-18　右下颌磨牙的拔除（局部麻醉、分离牙龈后）

A. 术者右手握持牙钳，左手拇指置于患者右下颌牙列咬合面，其余手指置于下颌骨下缘，在拔除时提供抗力并稳定下颌骨　B. 牙钳就位后先尝试八字旋转法　C. 颊侧摇动　D. 舌侧摇动　E. 牵引拔除

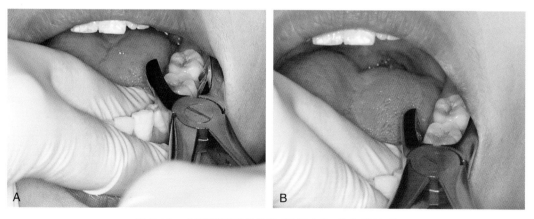

图 3-19　左下颌磨牙的拔除（局部麻醉、分离牙龈后）

A. 术者右手握持牙钳，左手示指放置于颊侧前庭沟并翻开颊部，中指放在舌侧，挡住舌体，拇指放在下颌骨下缘，下颌骨位于拇指和其余手指之间，在拔除时提供抗力并稳定下颌骨　B. 牙钳就位后先尝试八字旋转法（后续拔牙方法同右侧）

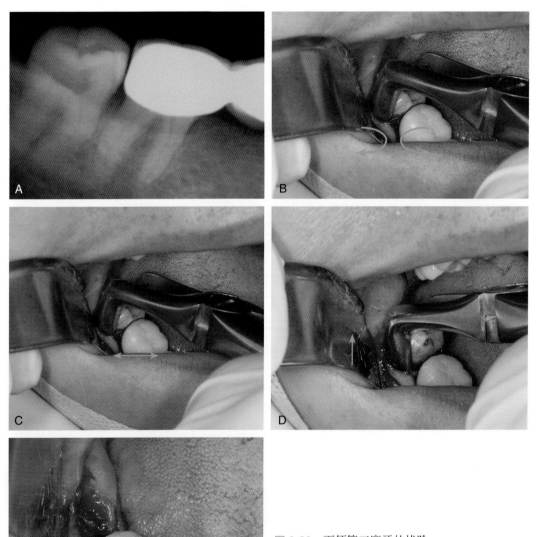

图 3-20　下颌第三磨牙的拔除

A. 男性患者,43 岁,48 食物嵌塞,需拔除,邻牙烤瓷冠修复,应选用牙钳拔除法　B. 牙钳就位后先尝试八字旋转法　C. 向颊侧摇动,再向舌侧摇动　D. X 线片示患牙近中根向远中弯曲,因此向上抬起钳柄,可使患牙顺着牙根方向由远中脱位　E. 检查牙槽窝

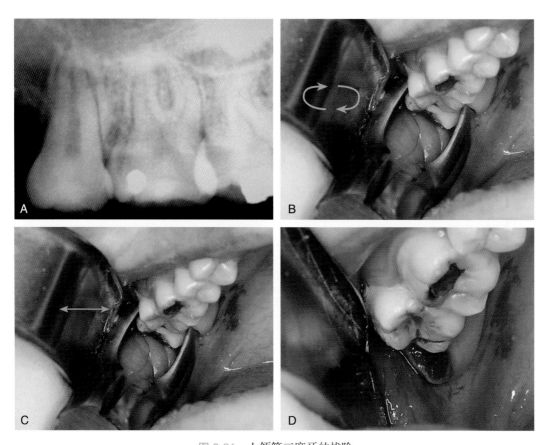

图 3-21 上颌第三磨牙的拔除
A. 女性患者,21 岁,18 颊向位,咬合不适,需拔除;X 线片示该患牙为锥形根,阻力较小,可选用牙钳直接拔除　B. 牙钳就位后先尝试八字旋转法　C. 向颊侧摇动,再向腭侧摇动　D. 检查牙槽窝

三、根钳拔牙法

用根钳拔除患牙牙根的方法,拔除的牙根多为单根且冠方牙槽骨以上残留有一定量的牙体组织,并有足够的抗压强度能够被钳喙顶端夹住且不会被夹碎。如果为多根牙,需将患牙分为单根后再分别拔除(图 3-22~ 图 3-27)。

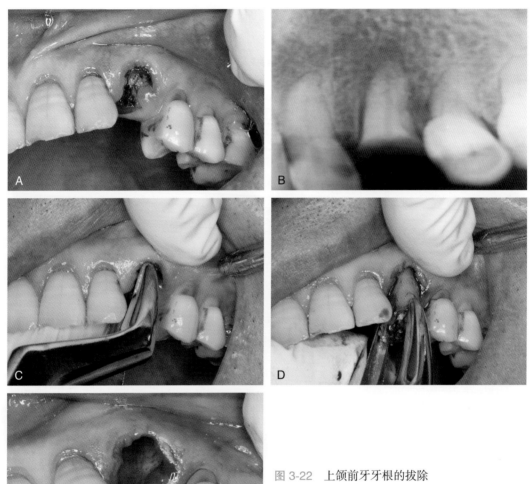

图 3-22　上颌前牙牙根的拔除

A.男性患者,79 岁,23 残根需拔除　B. 患牙 X 线片　C.术者右手握持牙钳,左手示指与拇指置于患牙唇、腭侧,牵拉口角,感知牙根动度,且邻牙有动度时可及时发现,牙钳就位后先尝试八字旋转法,再向唇侧及腭侧摇动　D.牵引拔除　E.检查牙槽窝

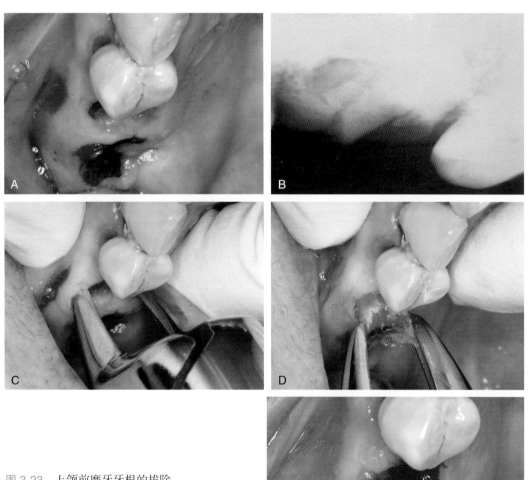

图 3-23　上颌前磨牙牙根的拔除

A. 女性患者,76 岁,15 残根需拔除　B. 患牙 X 线片　C. 术者右手握持牙钳,左手示指与拇指置于患牙颊、腭侧,牵拉口角,感知牙根动度,且邻牙有动度时可及时发现,牙钳就位后先尝试八字旋转法,再向颊侧及腭侧摇动　D. 牵引拔除　E. 检查牙槽窝

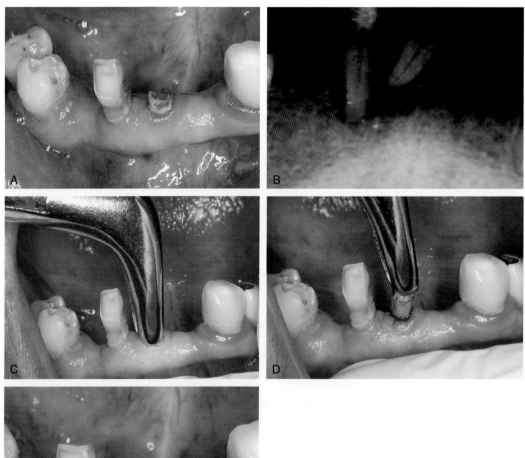

图 3-24 下颌前牙牙根的拔除

A. 男性患者,63 岁,41 残根无法治疗,需拔除　B. 患牙 X 线片　C. 术者右手握持牙钳,左手示指与拇指置于患牙唇、舌侧,牵拉口角,感知牙根动度,且邻牙有动度时可及时发现,牙钳就位后先尝试八字旋转法,再向唇侧及舌侧摇动　D. 患牙脱位　E. 检查牙槽窝

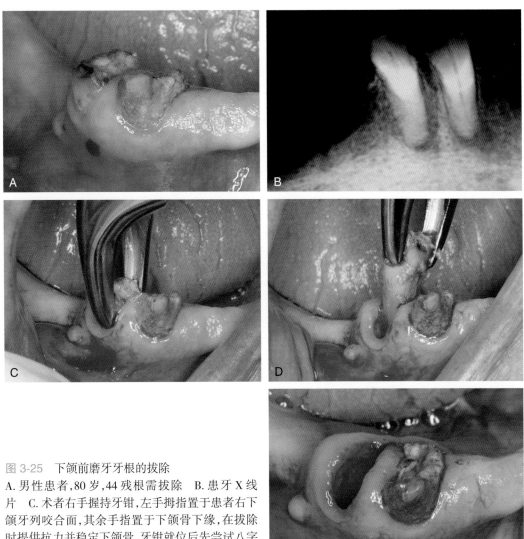

图 3-25 下颌前磨牙牙根的拔除

A.男性患者,80 岁,44 残根需拔除 B.患牙 X 线片 C.术者右手握持牙钳,左手拇指置于患者右下颌牙列咬合面,其余手指置于下颌骨下缘,在拔除时提供抗力并稳定下颌骨,牙钳就位后先尝试八字旋转法,再向颊侧及舌侧摇动 D.牵引拔除 E.检查牙槽窝

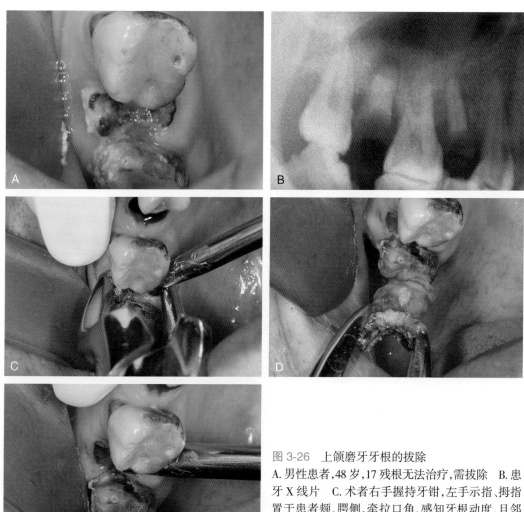

图 3-26　上颌磨牙牙根的拔除
A.男性患者,48 岁,17 残根无法治疗,需拔除　B.患牙 X 线片　C.术者右手握持牙钳,左手示指、拇指置于患者颊、腭侧,牵拉口角、感知牙根动度,且邻牙有动度时可及时发现,牙钳就位后先尝试八字旋转法,再向颊侧及腭侧摇动　D.牵引拔除　E.检查牙槽窝

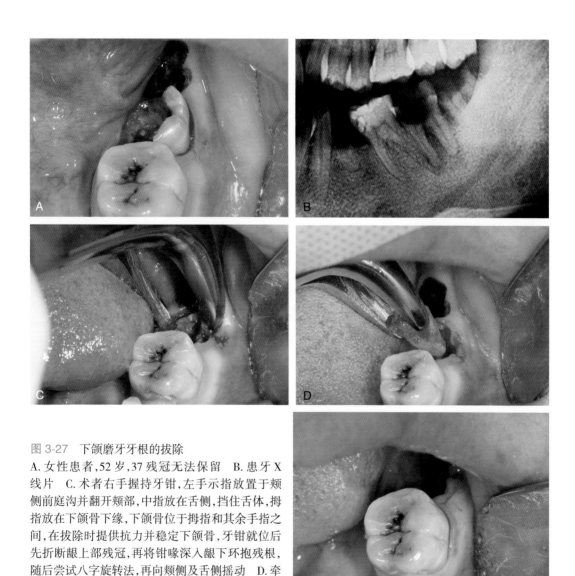

图 3-27 下颌磨牙牙根的拔除
A. 女性患者,52 岁,37 残冠无法保留　B. 患牙 X
线片　C. 术者右手握持牙钳,左手示指置于颊
侧前庭沟并翻开颊部,中指放在舌侧,挡住舌体,拇
指放在下颌骨下缘,下颌骨位于拇指和其余手指之
间,在拔除时提供抗力并稳定下颌骨,牙钳就位后
先折断龈上部残冠,再将钳喙深入龈下环抱残根,
随后尝试八字旋转法,再向颊侧及舌侧摇动　D. 牵
引拔除　E. 检查牙槽窝

四、残根钳拔牙法

拔除的牙根为单根且冠方牙槽骨以上残留的牙体组织少、抗压强度弱,需选用专用残根钳且具有一定的拔牙技巧才能拔除(图3-28~ 图3-31)。

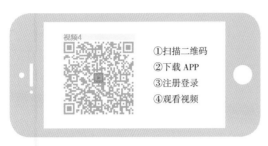

视频4 残根钳拔除前磨牙残根

视频5 残根钳拔除磨牙残根

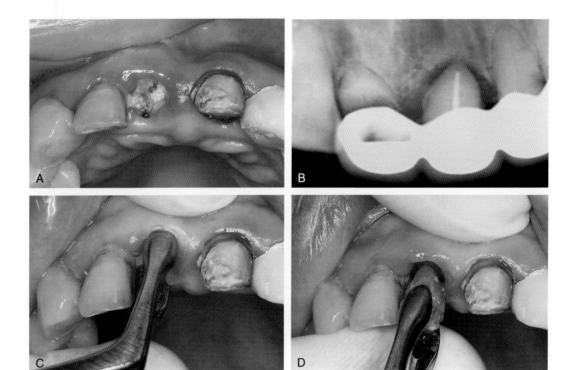

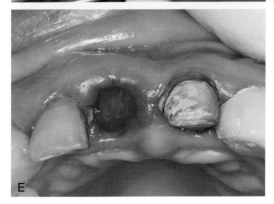

图3-28 上颌前牙牙根的拔除

A.女性患者,73岁,11残根,无法保留 B.患牙X线片 C.术者右手握持牙钳,左手示指与拇指置于患牙唇、腭侧,牵拉口角,感知牙根动度,且邻牙有动度时可及时发现,牙钳就位后先尝试八字旋转法,再向唇侧及腭侧摇动 D.牵引拔除 E.检查牙槽窝

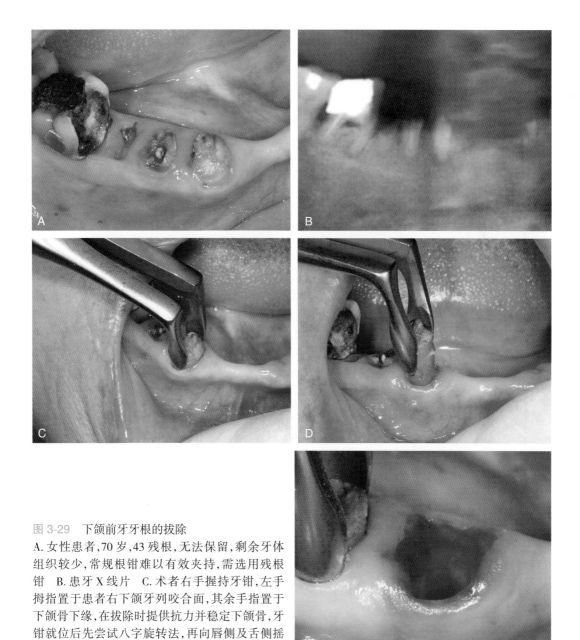

图 3-29 下颌前牙牙根的拔除

A.女性患者,70岁,43残根,无法保留,剩余牙体组织较少,常规根钳难以有效夹持,需选用残根钳 B.患牙X线片 C.术者右手握持牙钳,左手拇指置于患者右下颌牙列咬合面,其余手指置于下颌骨下缘,在拔除时提供抗力并稳定下颌骨,牙钳就位后先尝试八字旋转法,再向唇侧及舌侧摇动 D.牵引拔除 E.检查牙槽窝

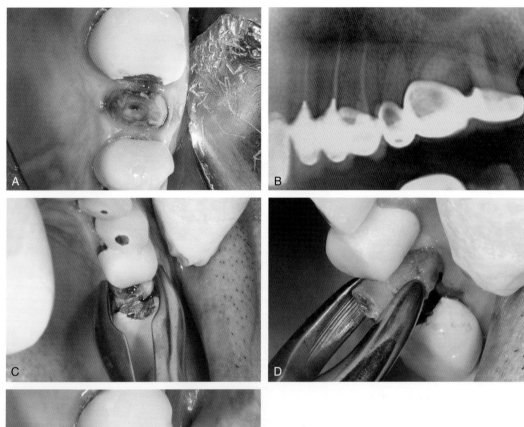

图 3-30　上颌前磨牙牙根的拔除

A. 男性患者,76 岁,25 冠折,需拔除,断端平龈,曾行根管治疗,邻牙烤瓷冠,剩余牙体组织较少,需选用残根钳拔除　B. 患牙 X 线片　C. 术者右手握持牙钳,左手示指、拇指置于患者颊、腭侧,牵拉口角,感知牙根动度,且邻牙有动度时可及时发现,牙钳就位后先尝试八字旋转法,再向颊侧及腭侧摇动　D. 牵引拔除　E. 检查牙槽窝

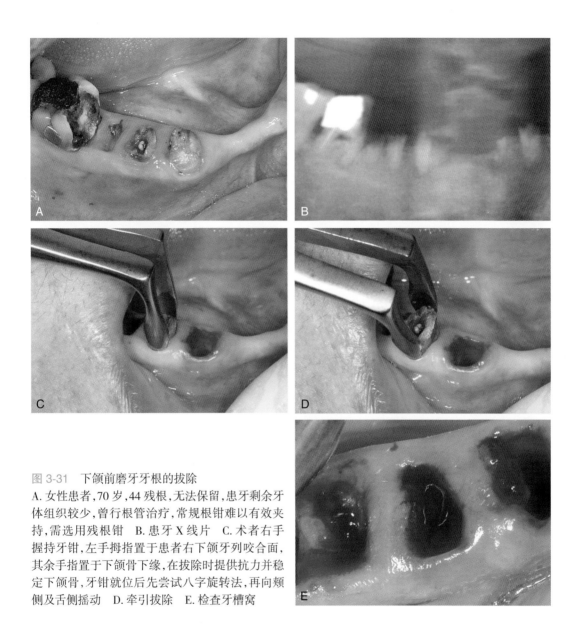

图 3-31 下颌前磨牙牙根的拔除

A. 女性患者,70 岁,44 残根,无法保留,患牙剩余牙体组织较少,曾行根管治疗,常规根钳难以有效夹持,需选用残根钳 B. 患牙 X 线片 C. 术者右手握持牙钳,左手拇指置于患者右下颌牙列咬合面,其余手指置于下颌骨下缘,在拔除时提供抗力并稳定下颌骨,牙钳就位后先尝试八字旋转法,再向颊侧及舌侧摇动 D.牵引拔除 E.检查牙槽窝

第三节 牙挺拔牙法

牙挺是最常见的拔牙器械之一,但使用不当易引起邻近的硬、软组织损伤。通常情况下,只有当牙钳无法有效夹持患牙时才使用牙挺。操作时应注意保护,尽量使用楔入、旋转力,尽量避免使用杠杆力,以免损伤牙槽骨。选择合适的牙挺沿牙根与牙槽骨之间楔入,边楔入,边旋转挺刃,使牙根和牙槽骨之间产生新的间隙,随后牙挺继续向根方楔入,通过楔入力将患牙"挤松"或"挤压"出牙槽窝。

一、牙挺放置及操作时周围硬、软组织的保护

由于牙挺挺刃较锐,操作时要控制肘部运动,仅使用手腕及前臂力量,避免滑挺,左手拇指与示指置于所拔患牙的唇(颊)、舌(腭)侧,防止牙挺滑脱并感受牙槽骨动度,防止用力过大损伤牙槽骨(图 3-32)。

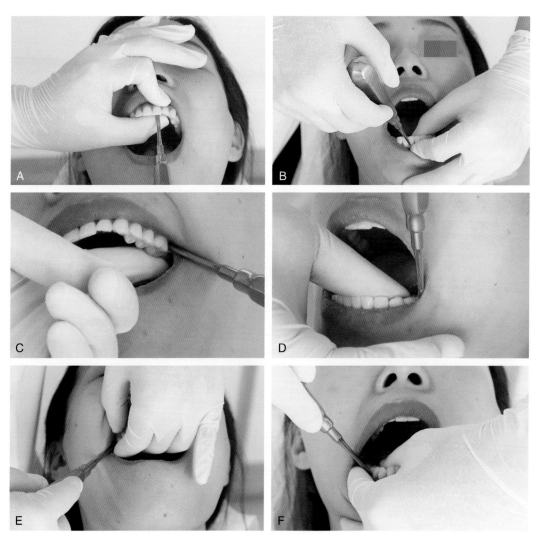

图 3-32 牙挺拔牙时对患牙周围软、硬组织的保护

A. 用牙挺拔除上颌前牙时,右手握持牙挺,左手示指、拇指置于患牙唇、腭侧,感知患牙及邻牙动度,防止牙挺滑脱 B. 用牙挺拔除下颌前牙时,右手握持牙挺,左手示指、拇指置于患牙唇、舌侧,感知患牙及邻牙动度,防止牙挺滑脱 C. 用牙挺拔除左上颌后牙时,右手握持牙挺,左手示指置于患牙腭侧,感知患牙及邻牙动度,防止牙挺滑脱 D. 用牙挺拔除左下颌后牙时,右手握持牙挺,左手拇指置于患牙舌侧,感知患牙及邻牙动度,防止牙挺滑脱,其余手指置于下颌骨下缘稳定下颌 E. 用牙挺拔除右上颌后牙时,右手握持牙挺,左手拇指牵拉口角,中指置于患牙腭侧,感知患牙及邻牙动度,防止牙挺滑脱 F. 用牙挺拔除右下颌后牙时,右手握持牙挺,左手示指、拇指置于患牙颊、舌侧,感知患牙及邻牙动度,防止牙挺滑脱,其余手指置于下颌骨下缘稳定下颌骨

二、牙挺拔牙法

由于牙挺挺刃较宽,操作不当易损伤邻牙及患牙周围组织,因此,牙挺多用于挺松阻力较大的患牙后再由牙钳拔除,也可用于拔除已萌出但牙钳不易夹持的上、下颌第三磨牙(图 3-33,图 3-34)。

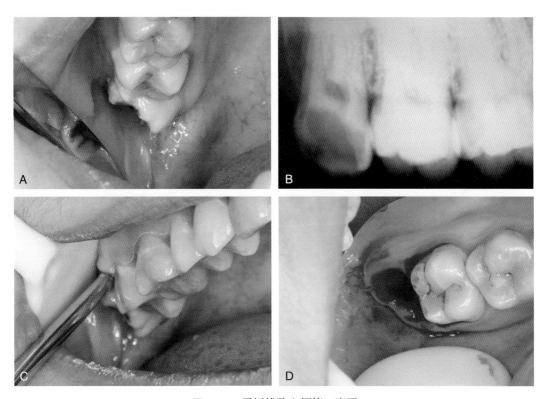

图 3-33　牙挺拔除上颌第三磨牙

A. 女性患者,27 岁,18 大面积龋坏,牙钳无法有效夹持,应使用牙挺拔除　B. 患牙 X 线片　C. 牙挺置于患牙近中颊侧,沿患牙表面楔入至牙周间隙,尽可能地向根方插入,挺出患牙　D. 检查牙槽窝

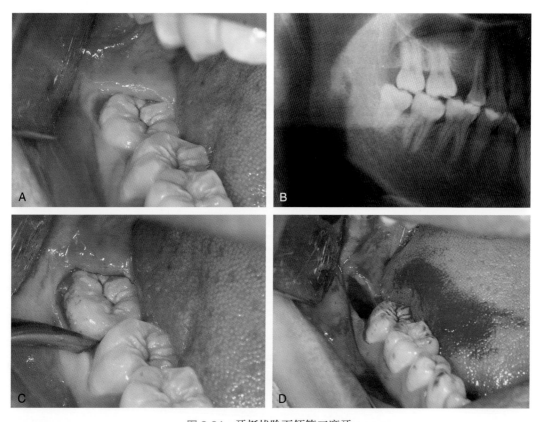

图 3-34 牙挺拔除下颌第三磨牙

A. 男性患者,24 岁,48 咬合不适需拔除　B. 患牙 X 线片　C. 牙挺置于患牙近中颊侧,沿患牙表面楔入至牙周间隙,尽可能地向根方插入,挺松患牙　D. 患牙脱位后的牙槽窝

三、根挺拔牙法

　　根挺主要用于挺出根钳及残根钳不易夹持的牙根(图 3-35,图 3-36)。有的牙根虽位于牙龈下,但翻开牙龈后仍能显露牙槽骨以上的牙体组织,此时仍尽量选用残根钳。根尖挺主要用于拔除操作中折断的牙根根尖部(详见"第八章　拔牙并发症")。

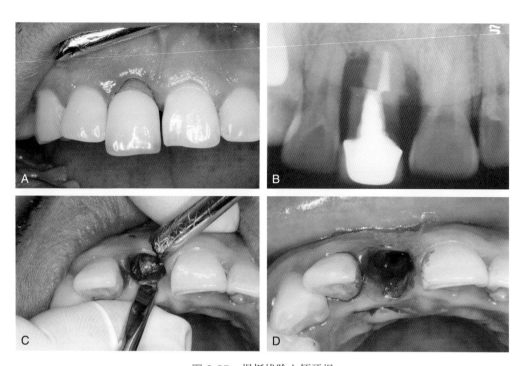

图 3-35 根挺拔除上颌牙根

A.男性患者,30 岁,11 根折,无法治疗,需拔除 B.患牙 X 线片 C.根挺置于患牙腭侧,沿患牙表面楔入至牙周间隙,尽可能地向根方插入,挺出患牙 D.检查牙槽窝

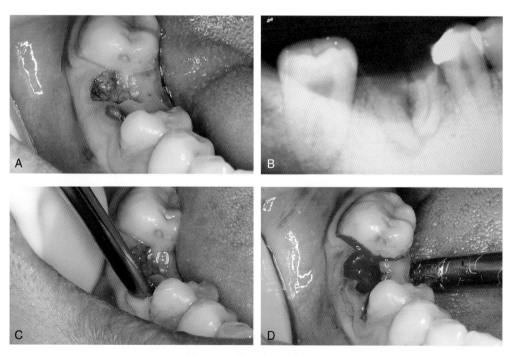

图 3-36 根挺拔除下颌牙根

A.女性患者,37 岁,46 残根,无法治疗需拔除 B.患牙 X 线片 C.根挺置于患牙近中颊侧,沿患牙表面楔入至牙周间隙,尽可能地向根方插入,挺出近中牙根,随后牙挺置于患牙远中颊侧,同样方法挺出远中牙根 D.检查牙槽窝

四、三角挺拔牙法

使用三角挺拔牙时必须有良好的支点及挺刃插入的凹部,多用于下颌磨牙的拔除(图 3-37,图 3-38)。

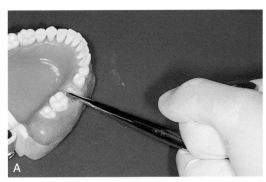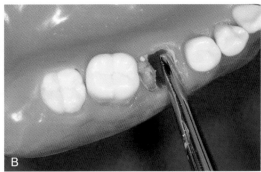

图 3-37　拔除下颌磨牙牙根

A. 三角挺的安放和放置部位　B. 将三角挺的挺喙插入牙根已被拔除的近中根牙槽窝底部,喙尖对向牙槽中隔,以牙槽骨为支点,向远中根的方向施加旋转力,将远中断根连同牙槽中隔一并挺出

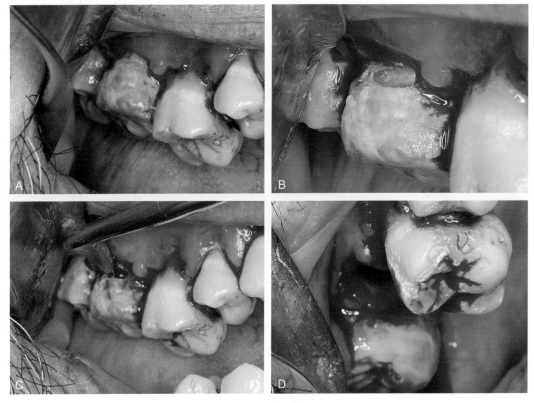

图 3-38　拔除上颌牙根

A. 男性患者,53 岁,17 重度牙周炎需拔除　B. 使用外科专用切割手机在牙颈部制作一沟槽　C. 使用三角挺以患牙颊侧牙槽骨为支点,挺刃置于颈部沟槽内　D. 挺出患牙,检查牙槽窝

第四节　牙挺、牙钳联合拔牙法

当用牙钳拔除患牙比较费力或有可能夹碎患牙及导致断根时，可先用牙挺将患牙挺松后再用适当的牙钳拔除患牙，通常用于拔除阻力较大的患牙(图 3-39，图 3-40)。

①扫描二维码　②下载 APP　③注册登录　④观看视频

视频 6　牙挺、牙钳联合拔除

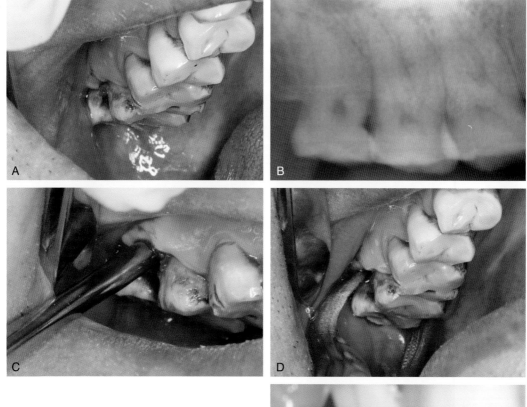

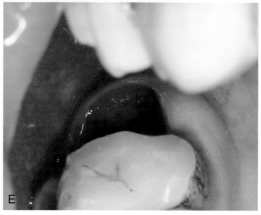

图 3-39　牙挺、牙钳联合拔除上颌牙
A. 男性患者，40 岁，18 咬合不适需拔除　B. X 线片示患牙牙根粗大，向远中弯曲，阻力较大，可使用牙挺、牙钳联合拔除法　C. 牙挺置于患牙近中颊侧，沿患牙表面楔入至牙周间隙，尽可能地向根方插入，挺松患牙　D. 牙钳夹持患牙后，先尝试八字旋转法，随后向颊侧、腭侧摇动　E. 牵引拔除患牙

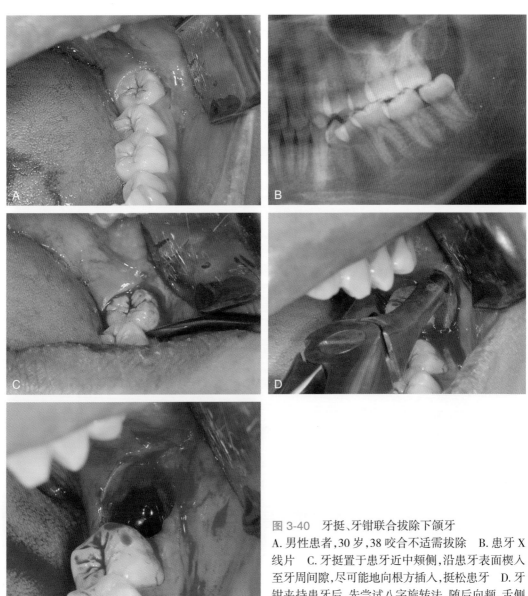

图 3-40　牙挺、牙钳联合拔除下颌牙

A. 男性患者,30 岁,38 咬合不适需拔除　B. 患牙 X 线片　C. 牙挺置于患牙近中颊侧,沿患牙表面楔入至牙周间隙,尽可能地向根方插入,挺松患牙　D. 牙钳夹持患牙后,先尝试八字旋转法,随后向颊、舌侧摇动,牵引拔除患牙　E. 检查牙槽窝

第五节　弓外牙的拔除

弓外牙位于牙弓以外,虽然患牙已完全萌出,但当使用相应的牙钳拔除患牙时,由于受到牙弓及邻牙的影响导致拔除困难,所以拔除弓外牙应根据具体情况灵活处理(图 3-41~ 图 3-44)。

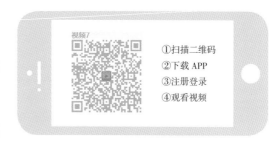

①扫描二维码
②下载 APP
③注册登录
④观看视频

视频 7　弓外牙的拔除

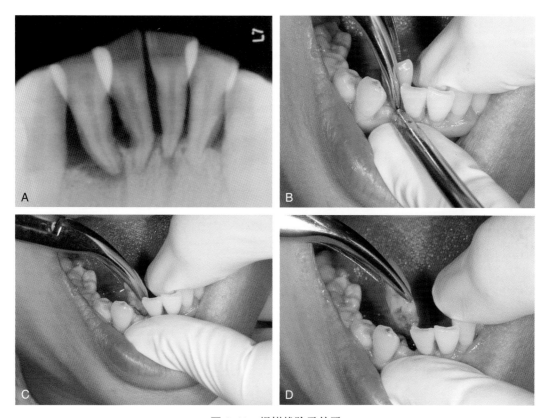

图 3-41　根钳拔除弓外牙

A. 男性患者,33 岁,42 食物嵌塞需拔除,患牙 X 线片　B. 常规牙钳无法有效夹持患牙,选用适合的下颌根钳夹持　C. 牙钳夹持患牙后,先尝试八字旋转法,随后向唇、舌侧摇动　D. 牵引拔除患牙

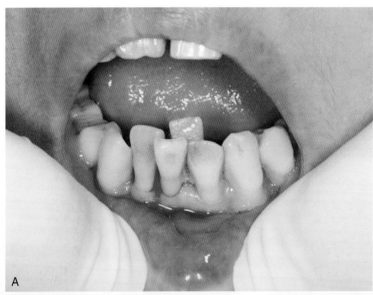

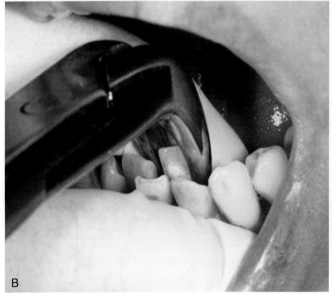
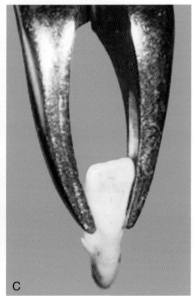

图 3-42　牙钳近远中向夹持拔除弓外牙

A. 女性患者,40岁,要求拔除舌侧错位的左下颌中切牙　B. 将牙钳钳喙夹持患牙牙体近、远中面,先尝试八字旋转法,随后向舌侧摇动,继而向近远中向摇动,直到患牙松动、脱位,随后牵引拔除患牙　C. 拔出的患牙

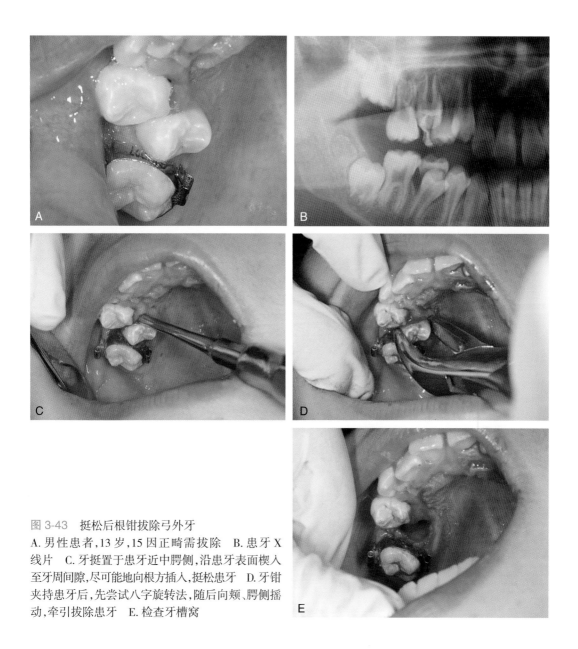

图 3-43 挺松后根钳拔除弓外牙

A. 男性患者,13 岁,15 因正畸需拔除　B. 患牙 X 线片　C. 牙挺置于患牙近中腭侧,沿患牙表面楔入至牙周间隙,尽可能地向根方插入,挺松患牙　D. 牙钳夹持患牙后,先尝试八字旋转法,随后向颊、腭侧摇动,牵引拔除患牙　E. 检查牙槽窝

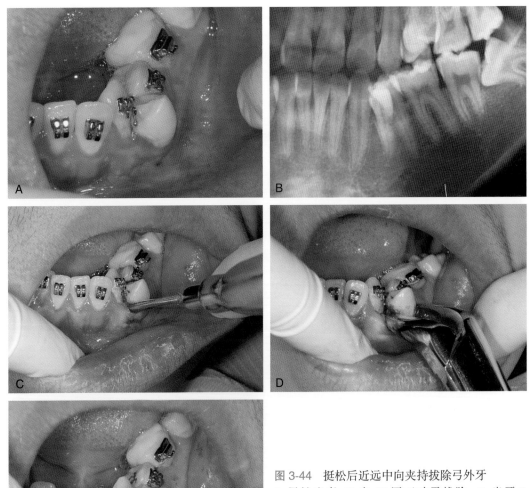

图 3-44　挺松后近远中向夹持拔除弓外牙

A. 男性患者,18 岁,34 因正畸需拔除　B. 患牙 X
线片　C. 牙挺置于患牙近中颊侧,沿患牙表面楔
入至牙周间隙,尽可能地向根方插入,挺松患牙
D. 牙钳沿近远中向夹持患牙后,先尝试八字旋转
法,随后向颊、舌侧摇动,牵引拔除患牙　E. 检查牙
槽窝

（刘川　张博伦）

第四章

外科拔牙术

外科拔牙术是指拔牙前需切开软组织、翻瓣、去骨或分割牙齿，然后再进行拔牙的外科技术。临床上大部分需要拔除的牙采用常规拔牙技术即可，对少数采用常规拔牙方法拔除困难或不能拔除者，使用外科技术即可顺利拔除。根据患牙拔除的难度及术者的经验和技术水平可采用不同的外科方法。外科拔牙方法包括：①切开、翻瓣清晰显露患牙后，再通过常规方法拔除；②将患牙切割后常规拔除；③切开、翻瓣、切割患牙后常规拔除。

第一节　单根牙的拔除

单根牙包括上、下颌前牙及下颌前磨牙。外科拔牙方法主要用于常规拔牙术不能或很难拔除的单个牙或牙根，以及常规拔牙时产生的断根。由于单根牙的拔除相对简单，多采用切割拔除或切开、翻瓣后拔除。

一、切开翻瓣法

用于拔除因软、硬组织阻挡导致术野不清的单个残根或断根。采用袋形瓣切口，沿唇、颊侧牙龈沟内将患牙的近中及远中龈乳头切开后，翻开牙龈瓣即可显露患牙（图 4-1~图 4-7）。

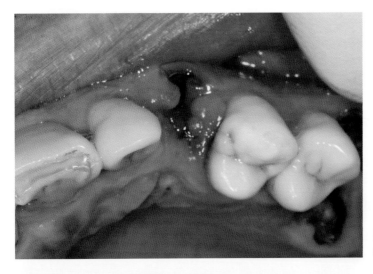

图 4-1　男性患者，35 岁，23 残根位于龈下，不能保留，建议拔除

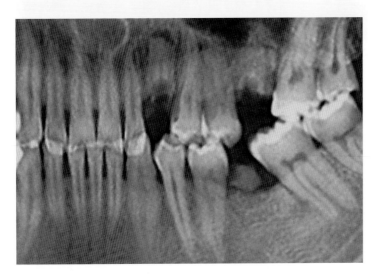

图 4-2　X 线片示 23 残根，残根表面与牙槽骨边缘平齐，牙周膜间隙模糊，需采用外科拔牙方法

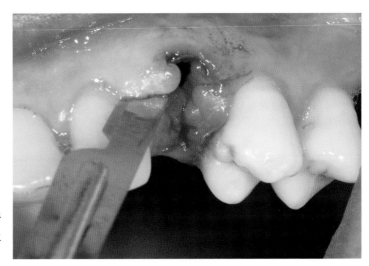

图 4-3 用手术刀沿患牙唇侧牙龈沟切开并切开患牙的近中及远中龈乳头

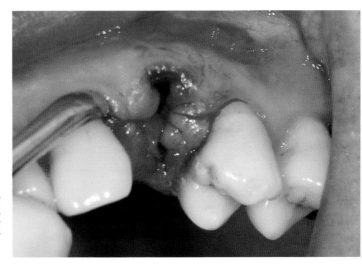

图 4-4 将骨膜分离器的锐端插入龈乳头下方,旋转分离器使龈乳头与骨面分离,全层翻开黏骨膜

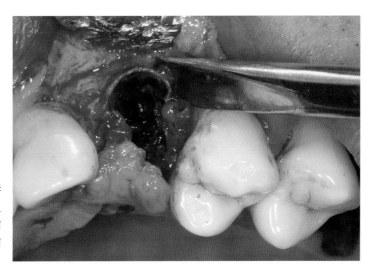

图 4-5 将颊拉沟顶在翻起的唇侧组织瓣与患牙之间的骨面上充分暴露患牙,直视下用牙挺插入患牙牙根与牙槽骨之间,边插入边轻微旋转,缓慢挺松患牙

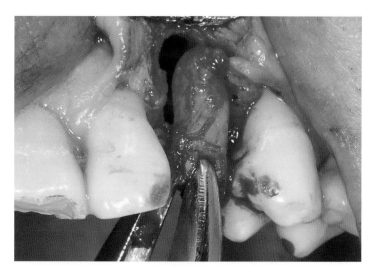

图 4-6 用根钳夹住患牙轻微旋转后,向唇侧冠方牵引拔除

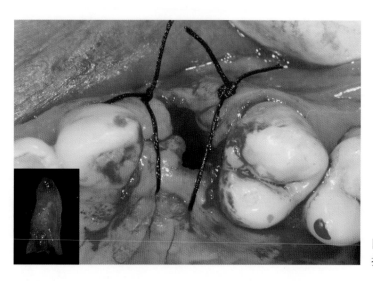

图 4-7 拔除的患牙及缝合后的拔牙创

二、切 割 法

用于拔除根阻力较大或牙根与牙槽骨之间没有足够的间隙而无法用常规方法拔除的单根患牙或断根。外科拔除方法是用切割钻将患牙牙根切割,减少牙根阻力后拔除(图 4-8~图 4-16),也可在牙根周围用切割钻增隙后拔除(详见"第八章 拔牙并发症")。

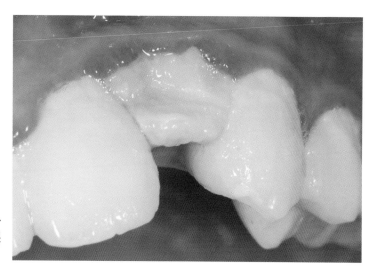

图 4-8 男性患者,21 岁,因外伤导致 22 人造牙冠折裂,折裂线位于龈下,建议拔除

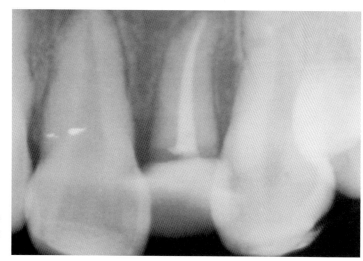

图 4-9 X 线片示 22 牙冠折裂,折裂线位于牙颈部,该牙已行根管治疗,牙周膜间隙模糊,需采用外科拔牙方法

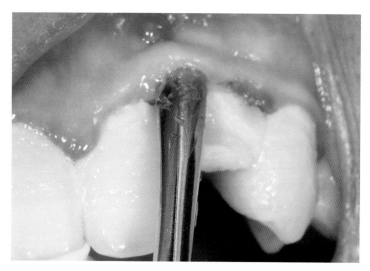

图 4-10 用牙龈或骨膜分离器沿牙龈沟分离患牙牙龈

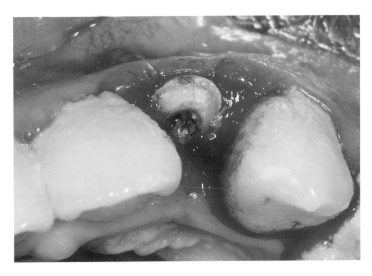

图 4-11　用牙钳拔除折裂的人造牙冠,见患牙牙根位于龈下

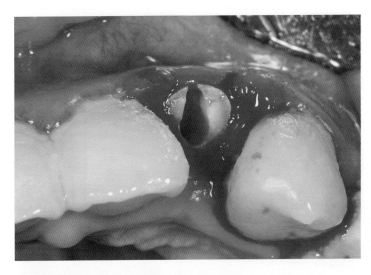

图 4-12　用切割钻沿患牙牙根表面行唇、腭方向切割,切割宽度不超过患牙牙根,深度尽量达到患牙根尖

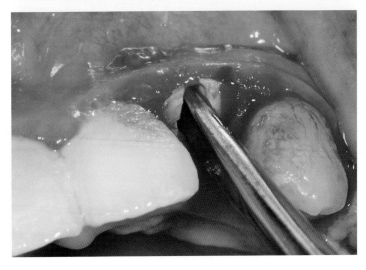

图 4-13　将牙挺插入切割间隙中(尽量向根方插入),旋转即可将牙根折裂为近中、远中两部分

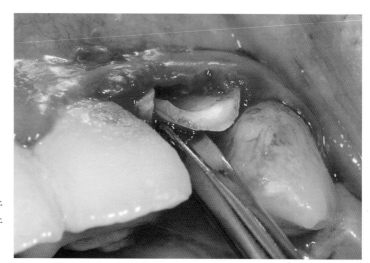

图 4-14 用牙挺以腭侧远中牙槽嵴顶为支点,挺松并挺出患牙的远中部分

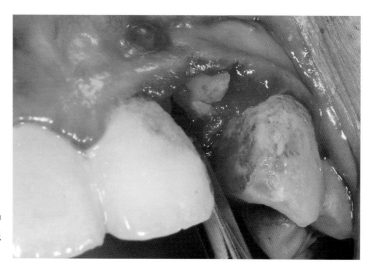

图 4-15 再用牙挺以腭侧近中牙槽嵴顶为支点,挺松并挺出患牙的近中部分

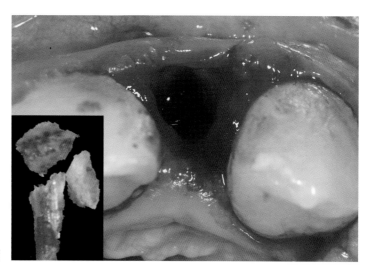

图 4-16 拔除的患牙及拔牙窝

第二节　上颌前磨牙的拔除

上颌前磨牙通常颊、腭双根居多,如采用常规方法拔除困难时,采用分根法可顺利拔除(图 4-17~ 图 4-26)。

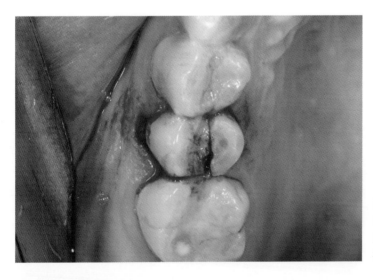

图 4-17　女性患者,49 岁,咀嚼硬物不慎造成 15 牙冠纵折,患牙腭侧折裂部分位于龈下,建议拔除

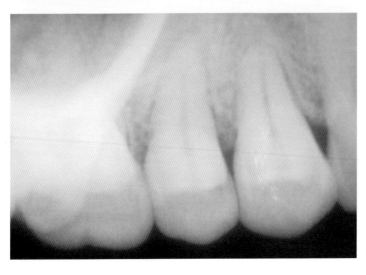

图 4-18　X 线片示 15 牙冠折裂,怀疑双根,故选用切割拔除法

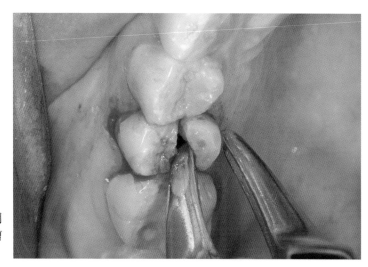

图 4-19 用根钳拔除患牙腭侧折裂牙冠,折裂的牙冠位于牙槽骨平面下方

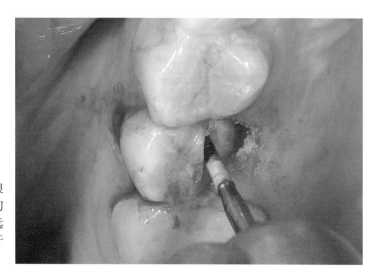

图 4-20 用切割钻沿患牙牙根表面行近中、远中方向切割,切割宽度不超过患牙牙根近中、远中宽度,深度应尽量达到患牙根尖

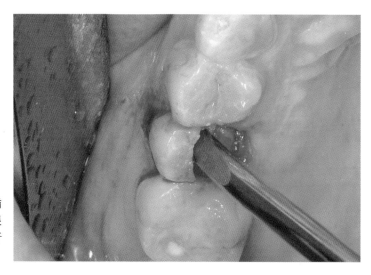

图 4-21 将牙挺尽量向根方插入切割间隙中(深度应超过牙根长度的 1/2),旋转即可将患牙折裂成两部分

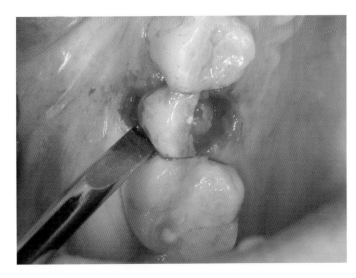

图 4-22 用牙挺插入患牙颊侧远中的牙周间隙,挺松患牙的颊侧部分

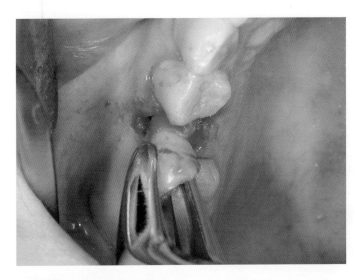

图 4-23 用根钳夹住患牙颊侧部分,稍加旋转拔除患牙的颊侧牙冠及牙根部分

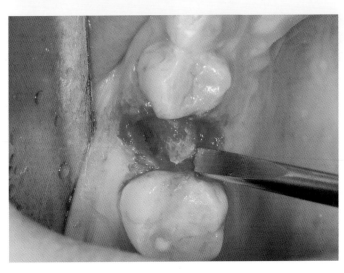

图 4-24 用牙挺插入患牙腭侧牙周间隙,挺松患牙的腭侧牙根

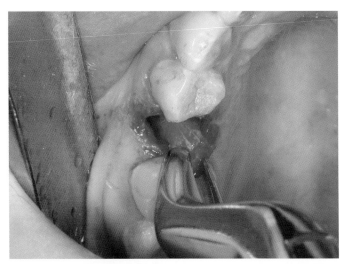

图 4-25 用根钳夹住患牙的腭侧牙根,稍加旋转后拔除

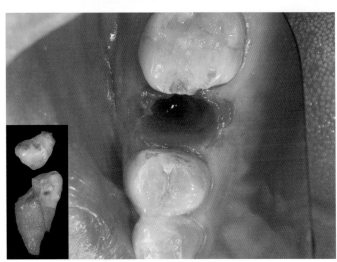

图 4-26 拔除的患牙及拔牙窝

第三节 下颌磨牙的拔除

由于下颌磨牙有近、远中 2 个根,拔除时需先将患牙分割,形成近、远中 2 个单根牙,然后再按照拔除单根牙的方法分别拔除(有时下颌磨牙的远中根又分为颊侧和舌侧根,可根据需要再分割),操作时可直接对患牙进行切割,也可在切开翻瓣后再进行切割。

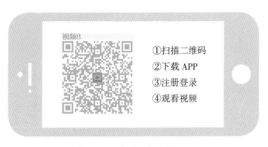

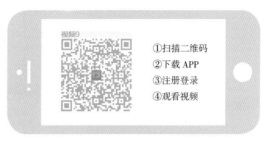

视频 8　切割法拔除 46　　　　　视频 9　翻瓣法拔除 46

一、切开翻瓣法

对初学者来说,首先应使用及掌握切开翻瓣法,翻瓣的范围也较大,通常包括患牙近中 2 个牙位及远中 1 个牙位(图 4-27~ 图 4-38)。

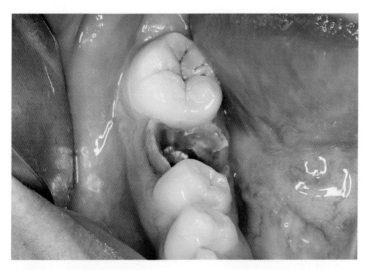

图 4-27　女性患者,15 岁,因正畸需要拔除 46

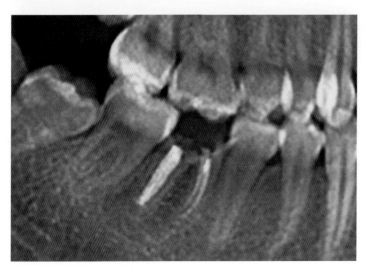

图 4-28　X 线片示 46 残冠,已行根管充填,牙周膜界限不清,需选用外科拔牙法

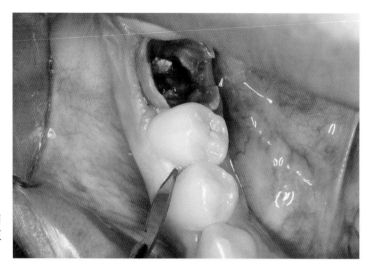

图 4-29　用手术刀在牙龈沟内抵住骨面,从患牙前 2 个牙位至患牙后 1 个牙位沿牙龈沟切开

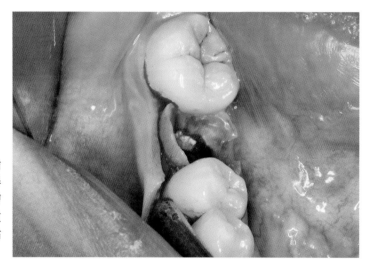

图 4-30　将骨膜分离器锐端插入龈乳头下方,旋转骨膜分离器使龈乳头与骨面分离,再沿牙槽嵴顶推进至下一个龈乳头后重复上述操作,直至将整个切口黏骨膜瓣全层翻开

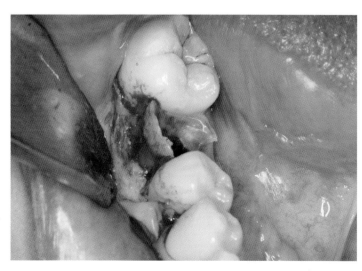

图 4-31　将颊拉沟放置于翻开的组织瓣与患牙之间的骨面上,充分暴露患牙颊侧根分叉

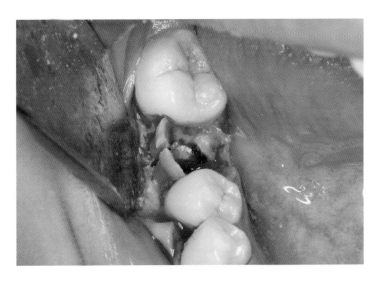

图 4-32 用切割钻从患牙颊侧向舌侧切割至患牙舌侧 1/5 处即可,深度达根分叉,为避免损伤舌侧软组织和舌神经,不要磨穿整个患牙(舌侧 1/5 不能割开)

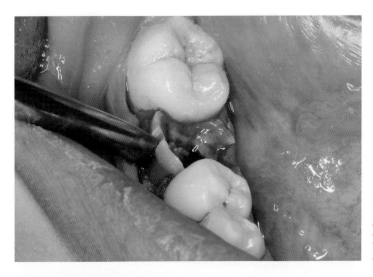

图 4-33 将牙挺从患牙颊侧插入切割间隙,牙挺应尽量靠近根方达根分叉,旋转牙挺即可将患牙折裂成近中、远中两部分

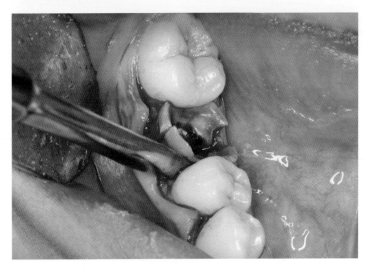

图 4-34 将牙挺插入患牙近中间隙中,挺松近中部分

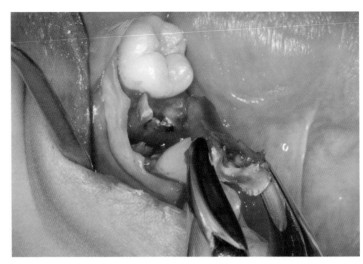

图 4-35 用根钳夹住患牙近中部分,轻微旋转并摇动后拔除

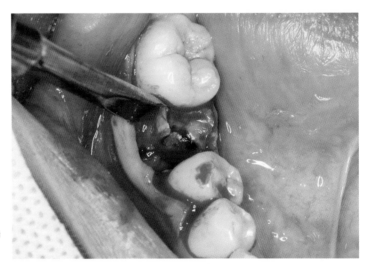

图 4-36 用牙挺插入患牙远中间隙,挺松患牙远中部分

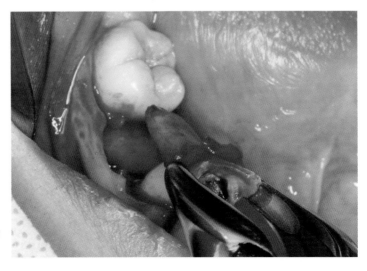

图 4-37 用牙钳夹住患牙远中部分后拔除

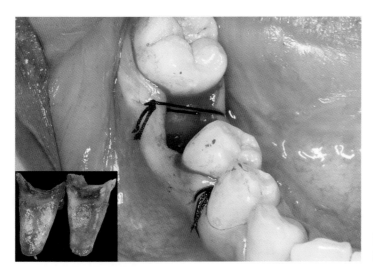

图 4-38　拔除的患牙及缝合后的拔牙窝

二、切　割　法

对经验丰富的术者可采用不翻瓣的方法拔除患牙,这样既可减小手术创伤,又可提高拔牙效率(图 4-39~ 图 4-48)。

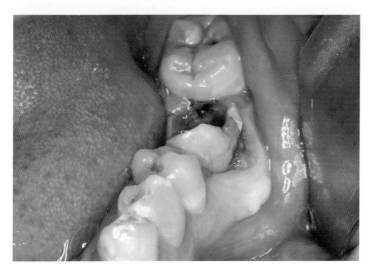

图 4-39　男性患者,46 岁,36 残冠、髓室底穿,需拔除

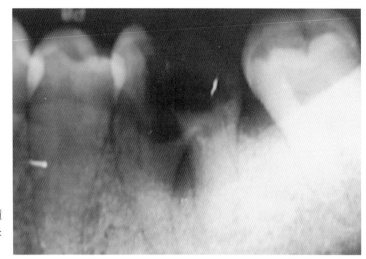

图 4-40 X 线片示 36 残冠、髓室底穿,牙周膜界限不清,需采用外科拔牙方法

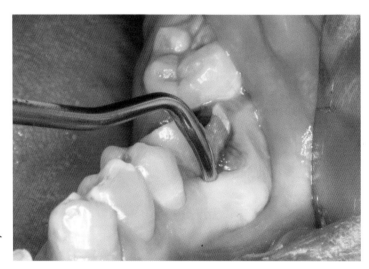

图 4-41 用牙龈分离器分别分离患牙颊、舌侧及近、远中牙龈

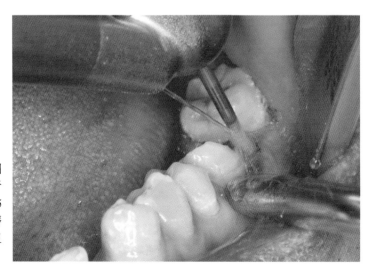

图 4-42 用颊部拉钩拉开颊侧软组织并保护,用切割钻从患牙颊侧向舌侧切割至患牙舌侧 1/5 处即可,深度达根分叉(不必磨穿整个患牙,以免损伤舌侧软组织和舌神经)

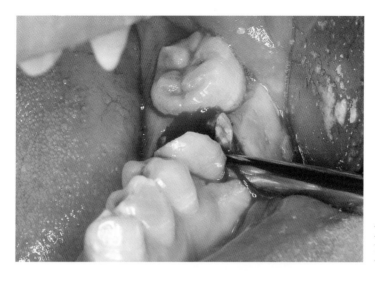

图4-43 用牙挺从患牙颊侧插入切割间隙,牙挺应尽量靠近根方达根分叉,旋转牙挺即可将患牙折裂成近中、远中两部分

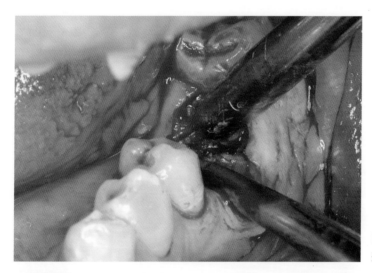

图4-44 用牙挺插入患牙近中颊间隙,挺松近中部分

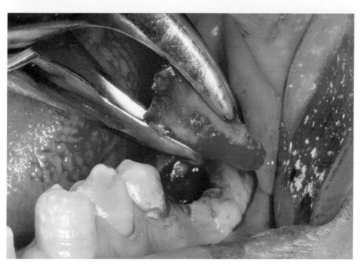

图4-45 用根钳夹住患牙近中部分并拔除

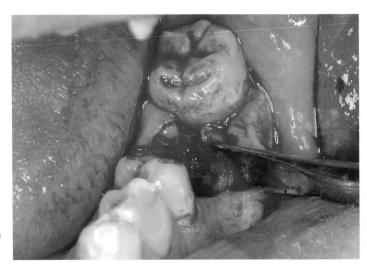

图 4-46 用牙挺插入患牙远中颊间隙,挺松远中部分

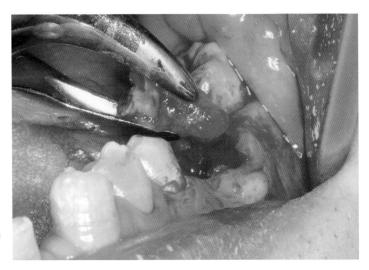

图 4-47 用根钳夹住患牙远中部分并拔除

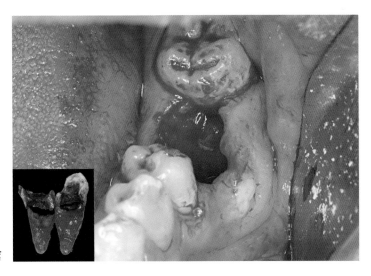

图 4-48 拔除的患牙及拔牙窝

第四节　上颌磨牙的拔除

由于上颌磨牙有腭、近中颊、远中颊 3 个牙根，拔除时需先将患牙分割成 3 个单根，然后再按照拔除单根牙的方法分别拔除，操作时可直接对患牙进行切割，也可在切开翻瓣后再进行切割。

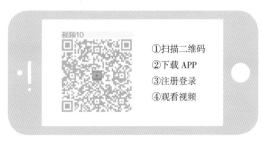

视频 10　翻瓣法拔除 16

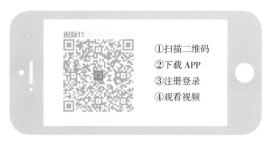

视频 11　切割法拔除 26

一、翻　瓣　法

沿牙龈沟做袋形瓣切开，翻开牙龈瓣，清晰显露患牙根部后对患牙进行切割（图 4-49~图 4-60）。

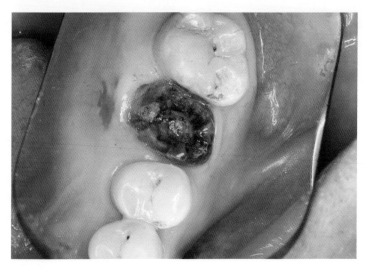

图 4-49　男性患者，45 岁，26 严重龋坏、不能治疗，建议拔除

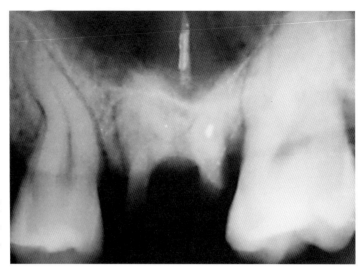

图 4-50　X 线片示 26 残冠、髓室底穿,牙周膜界限不清,腭根较长伸入上颌窦内,为尽量避免上颌窦漏,需采用外科拔牙方法

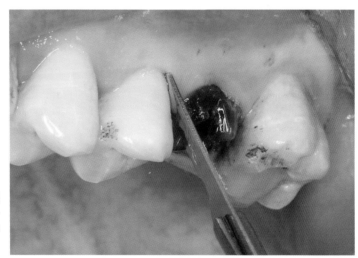

图 4-51　用手术刀在颊侧牙龈沟内约与牙面呈 15°角抵住骨面,沿牙龈沟从患牙前 1~2 个牙位至患牙后 1 个牙位全层切开

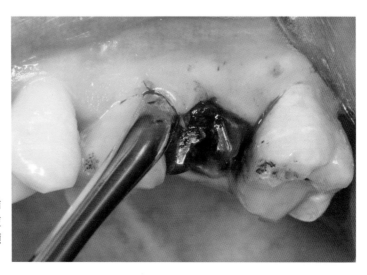

图 4-52　将骨膜分离器锐端插入至龈乳头下方,旋转分离器使龈乳头与骨面分离,全层翻开颊侧黏骨膜

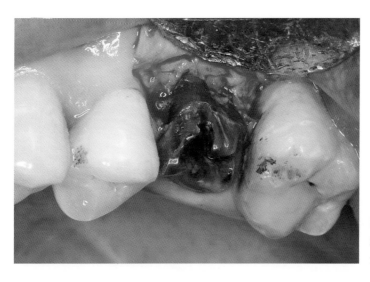

图 4-53　将颊拉沟置于翻起的组织瓣与患牙之间的骨面上，充分暴露患牙颊侧根分叉

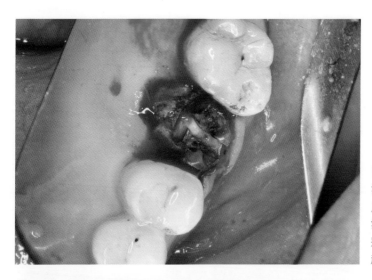

图 4-54　用切割钻在患牙正中沿近远中向切割先将患牙分割成颊、腭两部分，再将颊侧部分沿颊腭向切割将其切割成近中颊、远中颊两部分，切割宽度不超过患牙范围，深度达根分叉

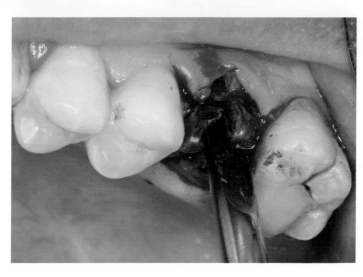

图 4-55　用牙挺插入颊、腭之间的切割间隙后旋转将患牙折裂为颊、腭两部分

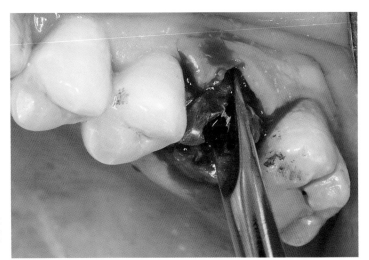

图 4-56 再将牙挺插入患牙颊侧的切割间隙中旋转将颊侧部分折裂成近中颊、远中颊两部分；用牙挺分别在切割间隙及患牙周边的牙周间隙边插入、边轻微旋转挺松腭、近中颊及远中颊三部分

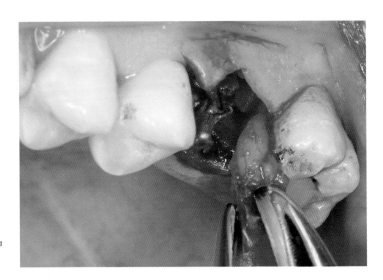

图 4-57 用根钳夹住患牙远中颊部分并拔除

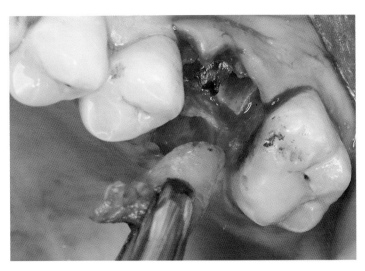

图 4-58 用根钳夹住患牙腭侧部分并拔除

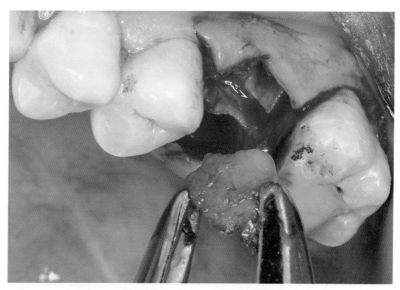

图 4-59　用根钳夹住患牙近中颊部分并拔除

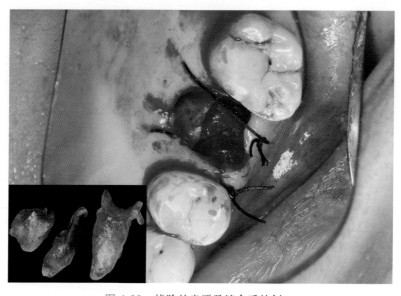

图 4-60　拔除的患牙及缝合后的创口

二、切 割 法

对于经验丰富的术者也可采用不翻瓣,直接切割、拔除患牙(图 4-61~ 图 4-71)。

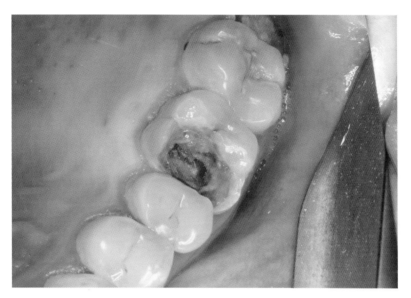

图 4-61 女性患者,32 岁,26 残冠,髓室底穿,建议拔除

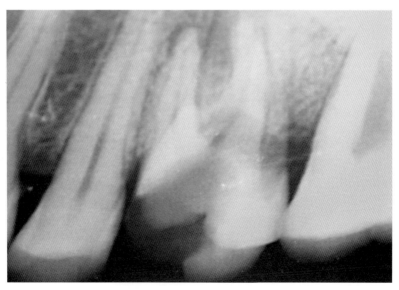

图 4-62 X 线片示 26 残冠、髓室底穿,远中根牙周膜界限不清,牙冠脆弱,需采用外科拔牙方法

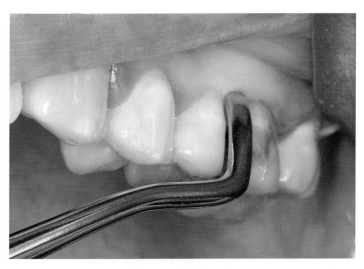

图 4-63　用牙龈分离器分离患牙牙龈

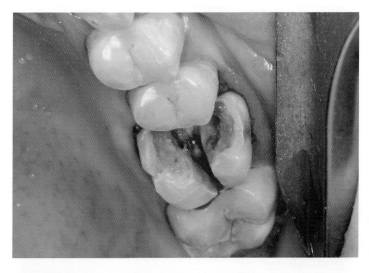

图 4-64　用颊部拉钩牵拉患牙颊侧软组织并保护,用切割钻在患牙正中沿近远中向将患牙分割成颊、腭两部分

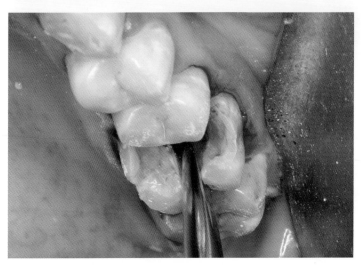

图 4-65　用牙挺插入颊、腭之间的切割间隙中旋转,将患牙折裂为颊、腭两部分,操作时腭侧牙冠在颈部折断

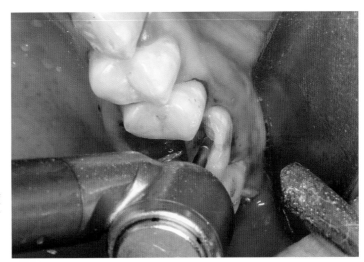

图 4-66　再用切割钻将患牙颊侧部分分割成近中颊、远中颊两部分

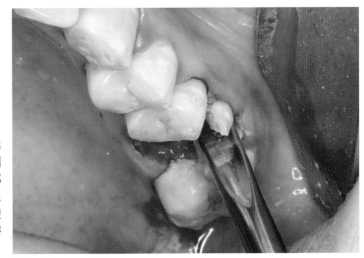

图 4-67　将牙挺插入颊侧近、远中切割间隙中旋转，将患牙颊侧部分折裂成近中颊、远中颊两部分；用牙挺分别在切割间隙及患牙周围的牙周间隙边插入、边旋转，挺松患牙的近、远中颊及腭侧三部分

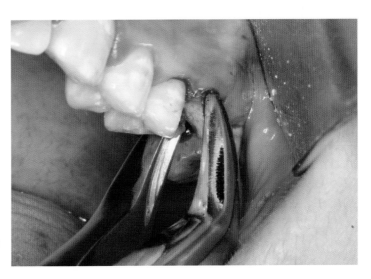

图 4-68　用根钳夹住患牙近中颊部分并拔除

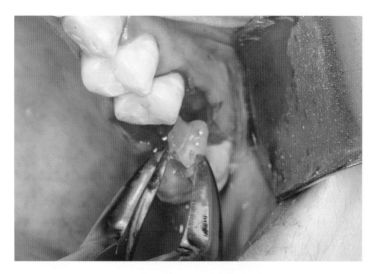

图 4-69　用根钳夹住患牙远中颊部分并拔除

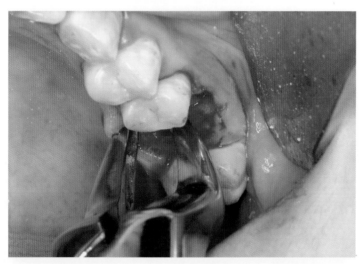

图 4-70　用根钳夹住患牙腭侧根并拔除

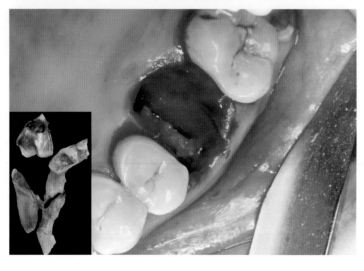

图 4-71　拔除的患牙及拔牙窝

（马洋　贾森）

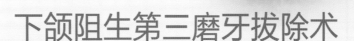

第五章

下颌阻生第三磨牙拔除术

阻生牙是指由于邻牙、骨或软组织的阻碍而只能部分萌出或完全不能萌出，且以后也不能萌出的牙。最常见的阻生牙是下颌第三磨牙。

顺利拔除阻生牙的关键是消除拔牙阻力。阻生牙的阻力包括：软组织、邻牙及骨阻力（冠部骨阻力和根部骨阻力）。下颌阻生第三磨牙的阻生类型包括：垂直阻生、近中阻生、水平阻生及远中阻生等，不同类型的阻生牙其主要的拔牙阻力不同，拔除方法也不同，本章将分别进行介绍。

第一节　下颌垂直阻生第三磨牙的拔除

①扫描二维码
②下载 APP
③注册登录
④观看视频

视频 12　下颌垂直阻生第三磨牙的拔除

垂直阻生的拔牙阻力主要是软组织、骨组织及根部阻力，如果患牙未完全萌出，存在较大软组织阻力时，可将患牙𬌗面及远中龈瓣切开、翻瓣，完全消除软组织阻力后，再用牙挺拔除；如果患牙牙冠有较大的骨阻力时，应先去除牙冠𬌗面全部骨质，再在患牙颊侧和远中颊部去骨增隙，暴露患牙牙冠最大周径即可拔除患牙；如果患牙根分叉大而导致根部骨阻力较大时，用切割钻将患牙垂直分割成近、远中两部分后分别拔除。

一、软组织阻力

对于仅存在软组织阻力的垂直阻生牙拔除时相对比较简单，将患牙𬌗面及远中龈瓣切开、翻瓣，完全消除软组织阻力后，用牙挺拔除(图 5-1~ 图 5-7)。

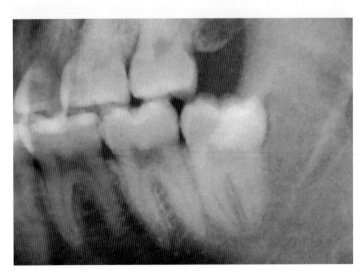

图 5-1　38 垂直阻生，未完全萌出，牙冠远中被软组织覆盖，存在明显软组织阻力。X 线片示 38 高位垂直阻生，牙根较长但分叉不大，可见牙周膜间隙，故根的阻力不大

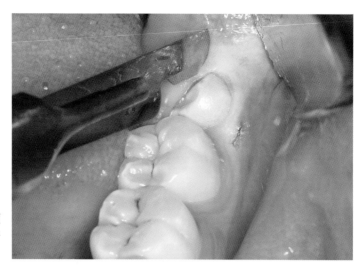

图 5-2　颊部拉钩牵开并绷紧颊侧黏膜,从 38 的远中偏颊侧切开软组织

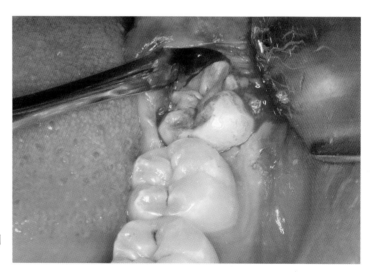

图 5-3　骨膜分离器翻开颊舌侧软组织,充分暴露牙冠

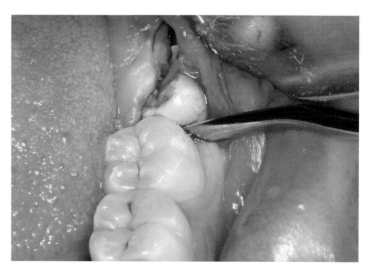

图 5-4　将牙挺插入 37 与 38 之间,利用 37 作为支点,拔除患牙;用该方法时,应确保牙列完整,并且 37 为正常的多根牙

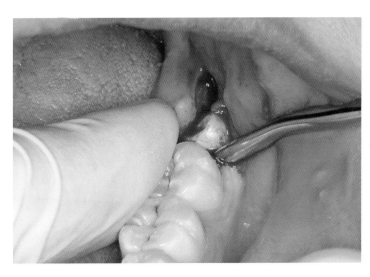

图 5-5　左手示指放置在 37 与 38 的舌侧,保护舌侧软组织,避免滑挺时损伤周围的软组织,并感知牙齿的动度(操作时,38 动度缓慢增加,37 无动度)

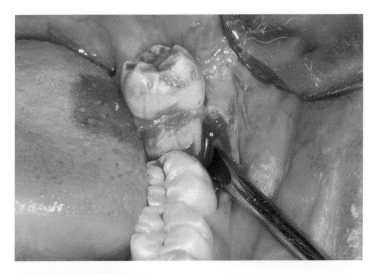

图 5-6　挺松患牙后,将牙挺插入牙冠颊侧的牙周膜间隙中将牙挺出

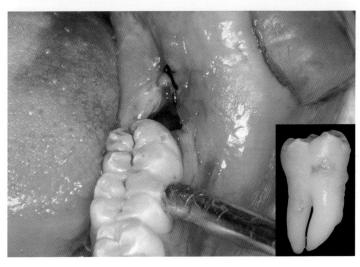

图 5-7　拔除的患牙及缝合后的伤口

二、骨组织阻力

　　垂直阻生牙的骨组织阻力来源主要在于患牙的冠部,即牙冠的最大周径位于牙槽骨内。因此拔除该患牙时,应先去除牙冠骀面全部骨质,再在患牙颊侧和远中颊部去骨增隙,暴露患牙牙冠最大周径即可拔除患牙(图 5-8~ 图 5-15)。

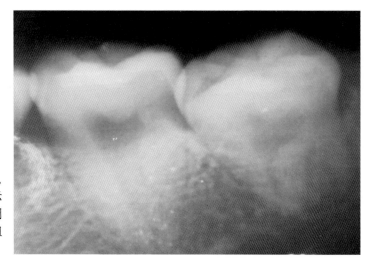

图 5-8　38 完全被软组织覆盖,存在明显软组织阻力。X 线片示 38 中位垂直阻生,牙根较短,牙周膜间隙可见,大部分牙冠被骨组织包裹,存在明显的冠部骨阻力

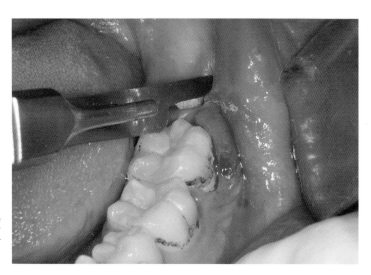

图 5-9　颊部拉钩牵开并绷紧颊侧黏膜,偏颊侧切开软组织并沿颊侧牙龈沟至 37 近中

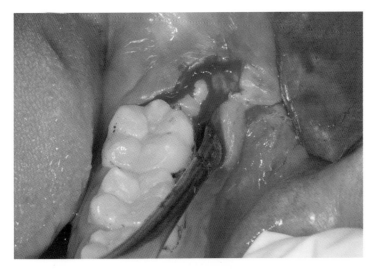

图 5-10 骨膜分离器从 37 近中颊牙龈处开始,边旋转边推向远中切口,全层翻开黏骨膜瓣,全层翻起舌侧及远中软组织瓣,尽量暴露患牙牙冠

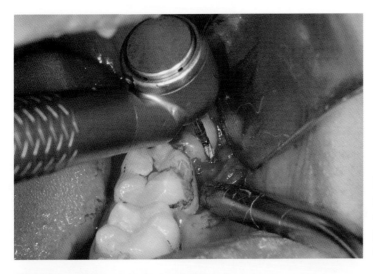

图 5-11 将颊部拉钩顶在翻开的颊侧黏骨膜瓣基部骨面上,在保护颊部软组织的同时充分显露术区,用切割钻紧贴患牙在颊侧及远中颊表面增隙

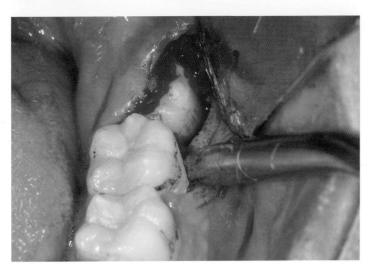

图 5-12 增隙的宽度约 1.5mm,该宽度既可容纳牙挺,又不会因太宽导致牙挺失去支点在沟槽内打转;深度约达根中 1/3 处,该深度不仅可解除冠部骨阻力,还可解除根部的骨阻力并可避免伤及根尖区的神经血管

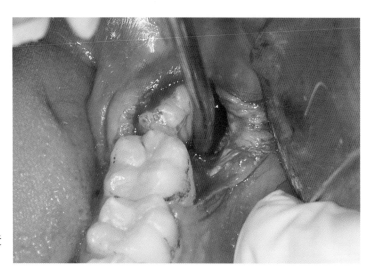

图 5-13 将牙挺插入 38 颊侧近中的间隙中

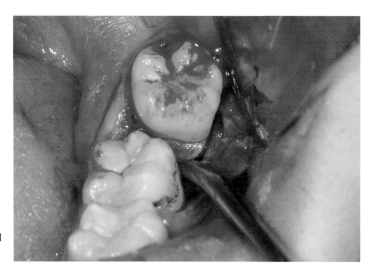

图 5-14 缓慢用力旋转牙挺即可挺松并拔除患牙

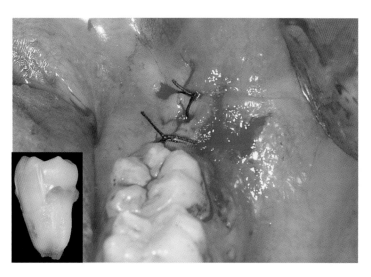

图 5-15 拔除的患牙及缝合后的伤口

三、根 阻 力

根部阻力通常跟牙根的形态（双根、八字根、根尖弯曲等）、牙周膜的间隙及根部周围的骨密度有关，因此拔除难度较大。对于这种患牙的拔除不仅需要分割牙齿，将其分割成近、远中两部分，还需要在牙根周围增隙，完全解除根部阻力（图 5-16~ 图 5-29）。

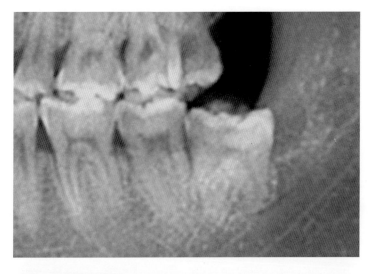

图 5-16 38 未完全萌出，牙冠大部分露出。X 线片示 38 中位垂直阻生，牙根肥大，远中根向近中弯曲，存在明显根阻力

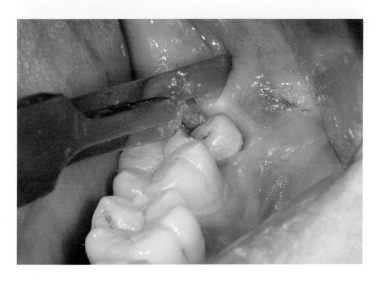

图 5-17 颊部拉钩牵开并绷紧颊侧黏膜，偏颊侧切开软组织至 37 近中牙龈沟

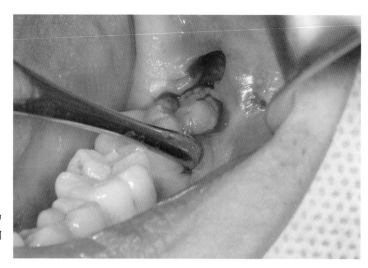

图 5-18　骨膜分离器从 37 近中牙龈开始,边旋转边推向远中切口,全层翻开黏骨膜瓣

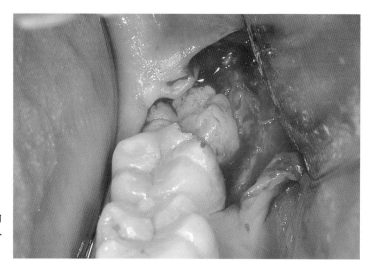

图 5-19　颊部拉钩顶在翻起的颊侧黏骨膜瓣基部骨面上,充分暴露术区

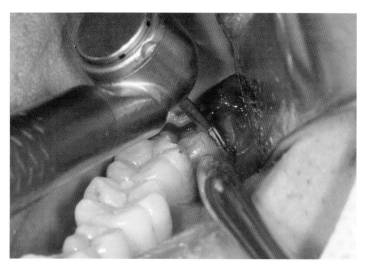

图 5-20　用切割钻紧贴颊侧及远中牙冠表面增隙去骨

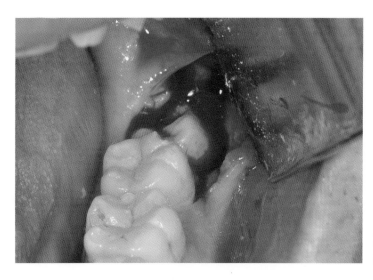

图 5-21　增隙深度达牙根中 1/3 处,宽度约 1.5mm

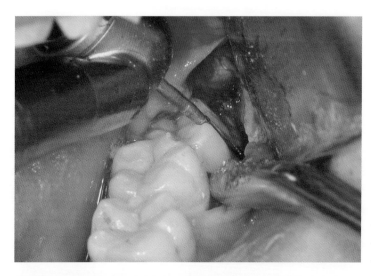

图 5-22　用切割钻从牙冠颊沟 向舌侧切割达舌侧 1/5 处(舌侧 牙冠不能切透,以免损伤舌侧黏 膜或舌神经),深度达根分叉,将 患牙分割成近中、远中两部分

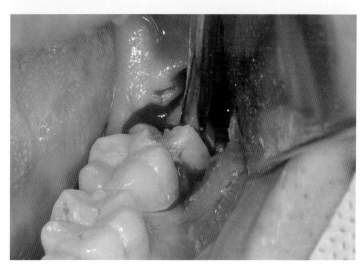

图 5-23　将牙挺插入间隙中,深 度达根分叉后旋转,将患牙折裂 成近中、远中两部分

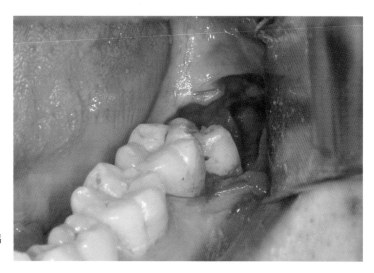

图 5-24 先用牙挺挺松并挺出远中部分

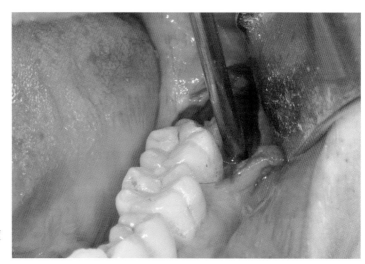

图 5-25 再将牙挺插入近中颊侧间隙中挺松近中部分

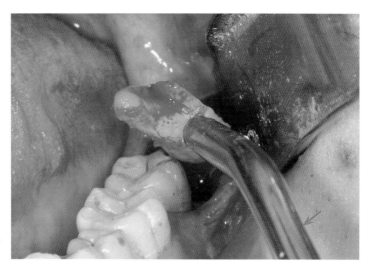

图 5-26 用吸引器(箭头示)吸出近中部分

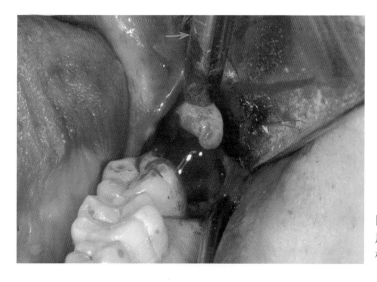

图 5-27　根挺挺松远中断根后用吸引器(箭头示)吸出,可见断根根尖弯曲

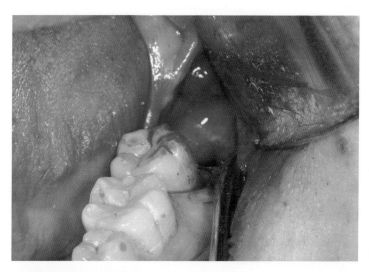

图 5-28　用吸引器清理牙槽窝

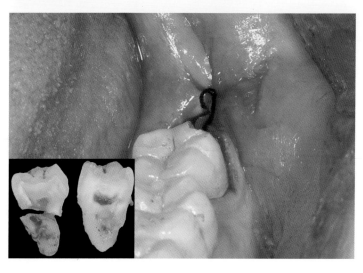

图 5-29　拔除的患牙及缝合后的伤口

第二节 下颌近中阻生第三磨牙的拔除

邻牙和根阻力不大的高位近中阻生牙多可直接挺出。对邻牙阻力较大的近中阻生牙,需用切割钻将患牙分割后拔除。如患牙牙根阻力不大,可切割近中牙冠解除邻牙阻力即可;如患牙牙根阻力较大,需在解除邻牙阻力的同时解除或减小患牙根部骨阻力,应使用正中分冠法,将患牙分成近、远中两部分后再依次挺出。

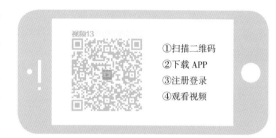

视频13

①扫描二维码
②下载 APP
③注册登录
④观看视频

视频 13 下颌近中阻生第三磨牙的拔除

一、软组织 + 邻牙阻力

存在软组织阻力和邻牙阻力的近中阻生牙,牙齿位置往往较高,仅近中牙尖位于邻牙外形高点以下,故邻牙阻力较小。在解除软组织阻力后将患牙分割成近、远中两部分解除邻牙阻力后拔除(图 5-30~ 图 5-41)。

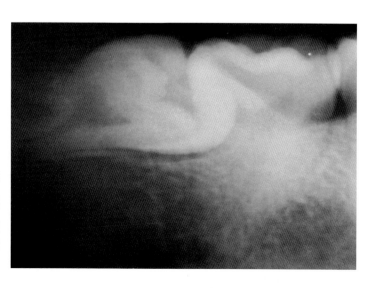

图 5-30 48 被软组织覆盖,仅一牙尖暴露,存在软组织阻力。X 线片示 48 近中阻生,近中牙冠位于 37 牙颈线以下,存在明显邻牙阻力,牙根分叉小,牙周膜间隙清晰,根阻力小

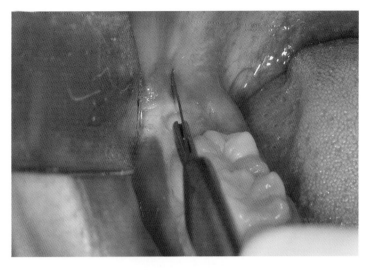

图 5-31   偏颊侧切开患牙远中黏骨膜

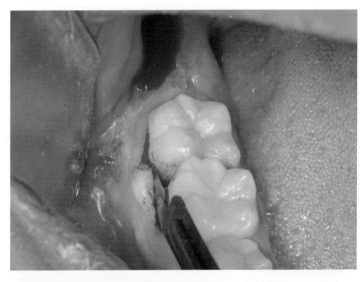

图 5-32   反刀法切口:刀刃向上从龈乳头近中切入,直达龈谷底骨膜下,将龈乳头挑开并向颊侧翻起,再挑开远中龈乳头将整个龈乳头完整翻起,可避免切断龈乳头,继续沿龈沟底切向远中,与远中切口连接。切忌在没有全层切开黏骨膜全层时进行翻瓣(易造成组织瓣的撕裂)

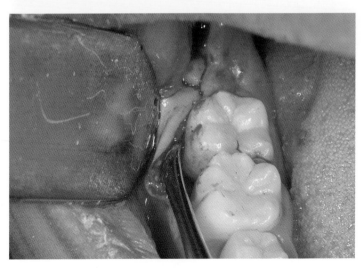

图 5-33   用骨膜分离器从龈乳头开始翻瓣,边旋转边推向远中。翻瓣过程中,骨膜分离器插入黏骨膜和骨面之间进行剥离,分离困难时,应再次切开,避免因强行剥离引起组织撕裂

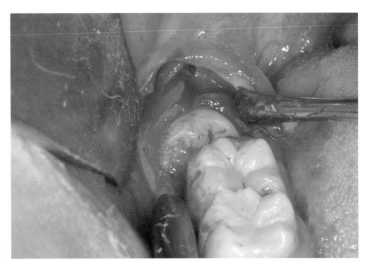

图 5-34　用颊部拉钩暴露术区

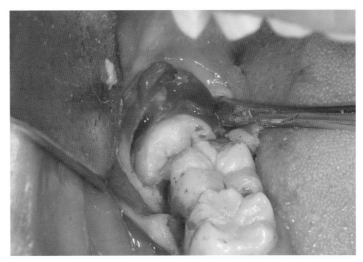

图 5-35　在牙冠颊侧及远中去骨、增隙，暴露牙冠的最大周径，远中增隙时尽量不要越过中线（因有些患牙远中中线舌侧的软硬组织中存在明显的血管成分，增隙超过远中中线会导致术中出血）

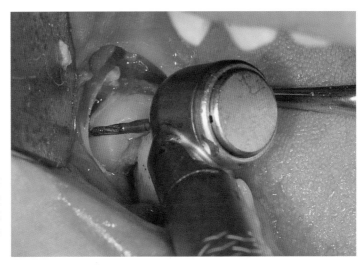

图 5-36　用切割钻沿牙体长轴从颊侧向舌侧将患牙切割成近似对称的近中、远中两部分，深度达根分叉以下，不可将患牙磨透，应保留舌侧部分牙体组织

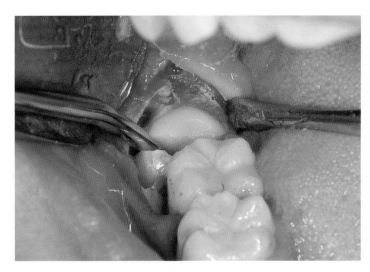

图 5-37　牙挺插入间隙中旋转将患牙分成两部分

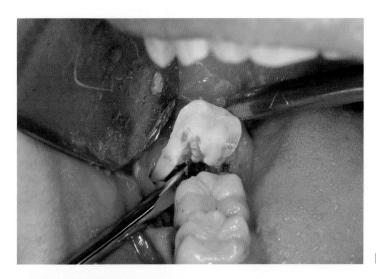

图 5-38　先挺出远中部分

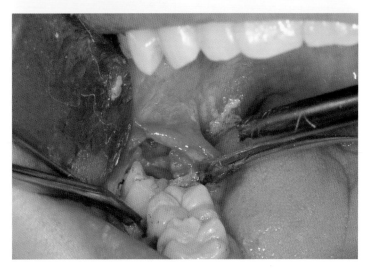

图 5-39　再挺出近中部分

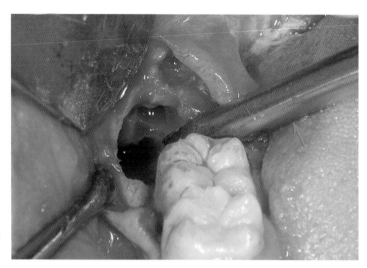

图 5-40　用吸引器(箭头示)清理牙槽窝

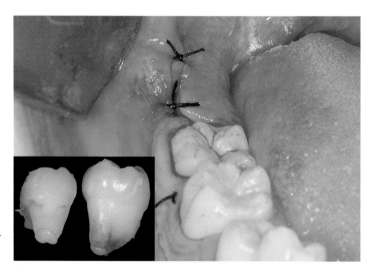

图 5-41　拔除的患牙及缝合后的伤口

二、软组织 + 邻牙 + 根阻力

软组织阻力、邻牙阻力及根阻力同时存在的下颌近中阻生牙,在拔除时除了需要解除软组织阻力和邻牙阻力外,还需要解除根部阻力。因此,在分割患牙及增隙时要有一定的深度,一般位于根中 1/3 处,解除阻力后拔除患牙(图 5-42~ 图 5-56)。

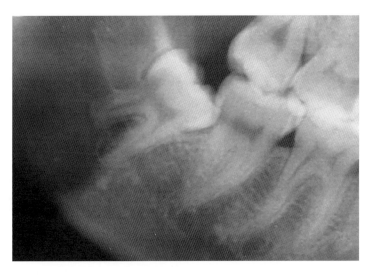

图 5-42　48完全被软组织覆盖,存在明显软组织阻力。X线片示48中位近中阻生,近中牙冠位于47牙颈线下方,邻牙阻力明显,根分叉大,牙冠被骨质包裹,骨阻力明显

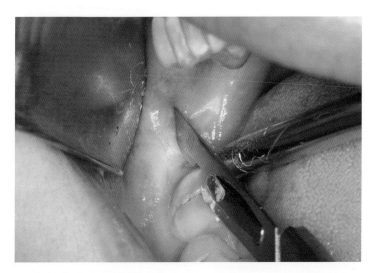

图 5-43　偏颊侧切开远中黏骨膜

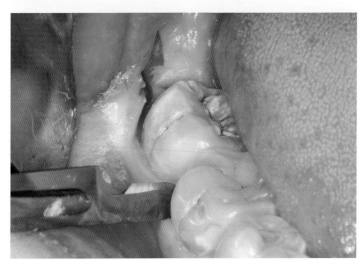

图 5-44　反刀法切开龈乳头及颊侧龈沟底

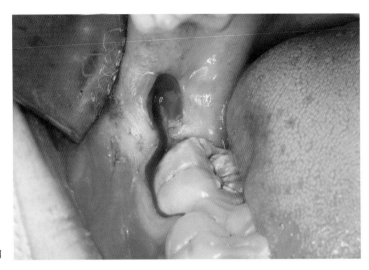

图 5-45 切开后的切口

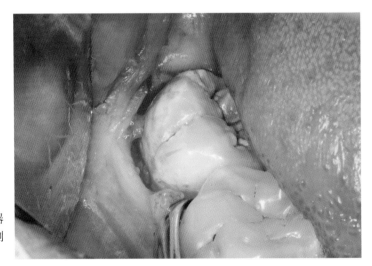

图 5-46 用骨膜分离器翻开颊侧、远中及舌侧黏骨膜瓣

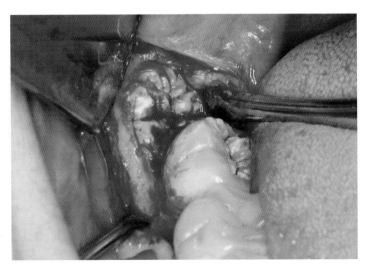

图 5-47 颊部拉钩及骨膜分离器暴露术区

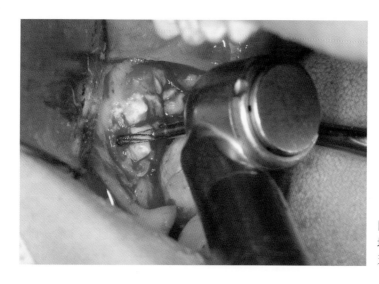

图 5-48 用切割钻去骨、增隙：去骨范围包括患牙牙冠殆面的所有骨组织

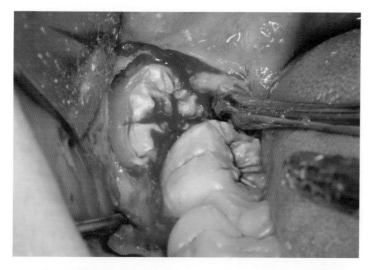

图 5-49 增隙范围包括颊侧及远中颊侧（为避免出血，只有在必需时可越过中线至远中舌侧），深度达根中 1/3

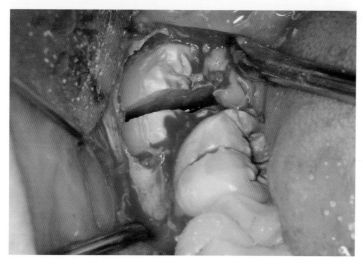

图 5-50 用切割钻沿牙体长轴将患牙齿切割成近、远中两部分

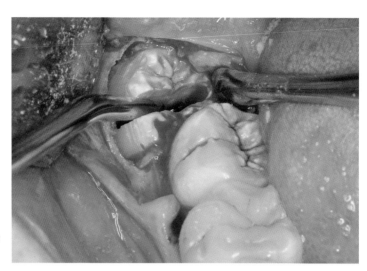

图 5-51　牙挺插入间隙中旋转将牙齿分成两部分

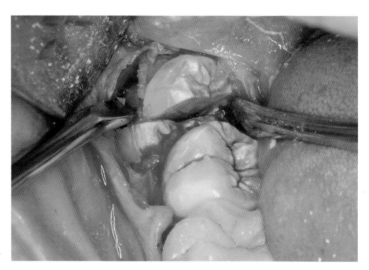

图 5-52　先挺出远中部分

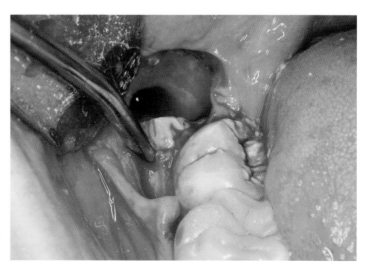

图 5-53　再将牙挺插入近中颊侧间隙中

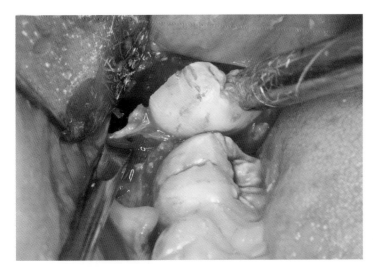

图 5-54 挺出近中部分

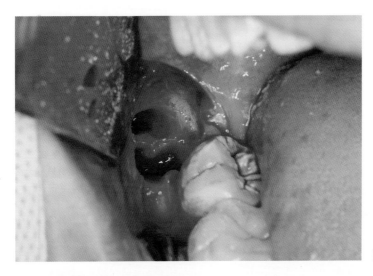

图 5-55 清理牙槽窝

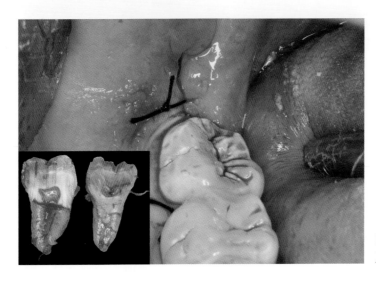

图 5-56 拔除的患牙
及缝合后的伤口

三、软组织 + 邻牙 + 骨阻力

　　软组织阻力、邻牙阻力及骨阻力同时存在的下颌近中阻生牙,位置往往较深,牙冠被骨质覆盖。在拔除时除了需要解除软组织阻力和邻牙阻力外,还需要解除牙冠部的骨阻力,即充分暴露牙冠的最大周径(图 5-57~ 图 5-72)。

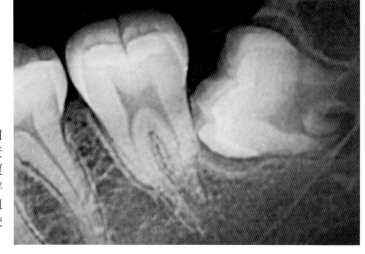

图 5-57　38 完全埋藏,存在明显软组织阻力。X 线片示 38 近中低位阻生,牙冠表面有骨质覆盖,近中冠部位于 37 根尖部,存在明显的冠部骨阻力和邻牙阻力,牙根短小且牙周膜间隙较大,根阻力小

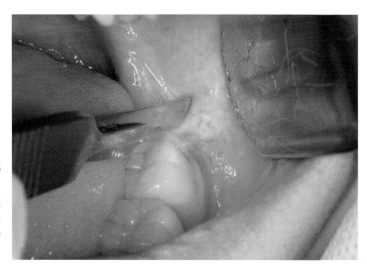

图 5-58　三角瓣切口:由于 38 埋藏位置较深,选用三角瓣切口更能充分地暴露术野。颊部拉钩将颊部及远中黏膜绷紧,手术刀自远颊向 37 远中全层切开黏骨膜

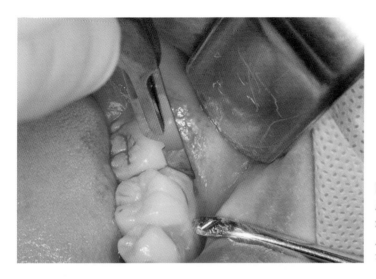

图 5-59 颊侧附加切口:在第二磨牙近中颊面轴角处附加一个斜向前下的减张切口;为避免术后肿胀,切口深度不能超过前庭沟底

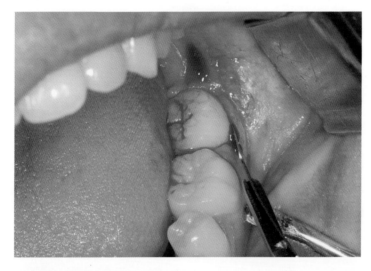

图 5-60 继续沿 37 的颊侧牙龈沟切向远中,与远中切口连接

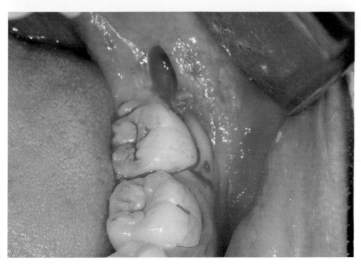

图 5-61 切开后形成的三角瓣切口

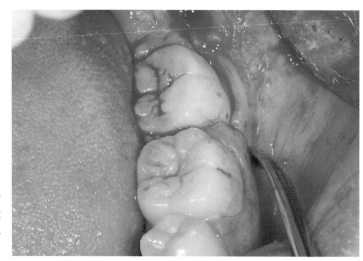

图 5-62 骨膜分离器自颊侧附加切口向远中全层剥离黏骨膜瓣,分离、翻瓣范围不要超过外斜嵴

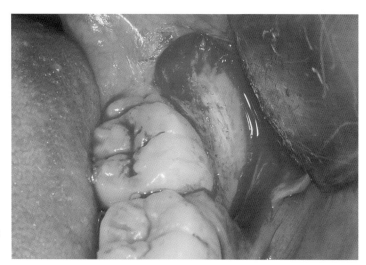

图 5-63 用颊部拉钩保护翻开的黏骨膜瓣、显露术区

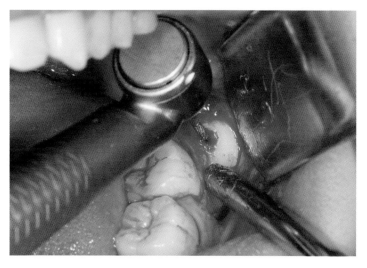

图 5-64 用切割钻去骨开窗,定位患牙

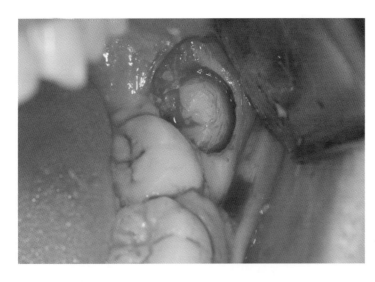

图 5-65 从定位点处扩大去骨并增隙,去除牙冠殆面的所有骨组织并充分增隙

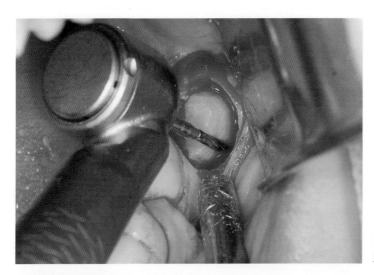

图 5-66 用切割钻沿 38 牙体长轴分牙

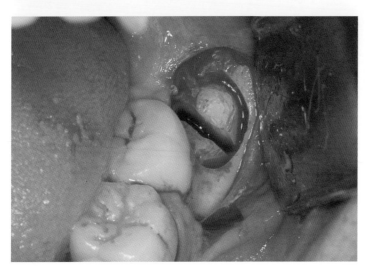

图 5-67 分牙切割深度达根分叉,保留舌侧的部分牙体组织

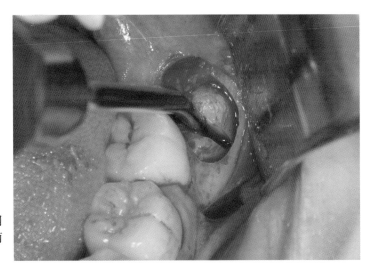

图 5-68　牙挺插入分牙间隙,将患牙分为近、远中两部分

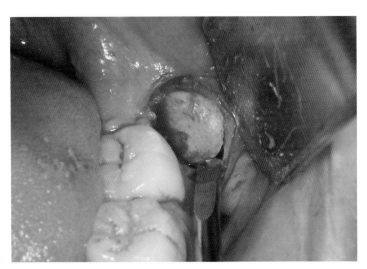

图 5-69　先挺出远中冠根

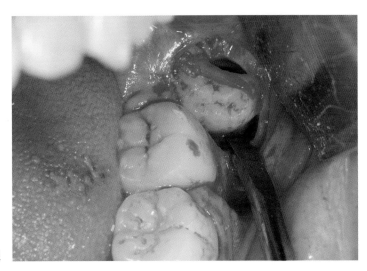

图 5-70　再挺出近中冠根

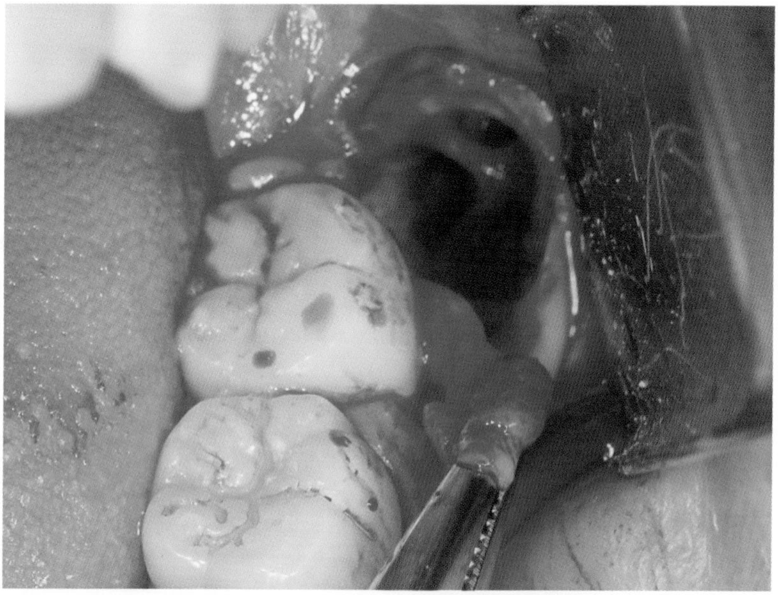

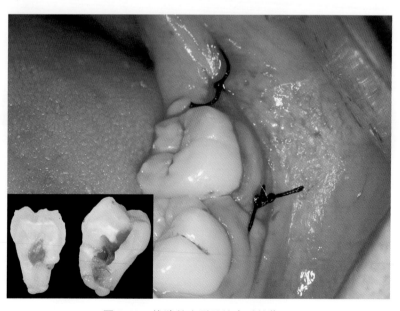

图 5-71　摘除拔牙窝内牙囊,清理拔牙窝

图 5-72　拔除的患牙及缝合后的伤口

第三节　下颌水平阻生第三磨牙的拔除

高位水平阻生可采用正中分冠法拔除，用切割钻正中垂直切割将患牙分成近、远中两部分，先挺出远中部分，再挺出近中部分，如近中部分因邻牙阻挡不能被挺出，可在其釉牙骨质界处进行横断切割，将近中部分再切割成冠和根两部分，先取出冠部，再取出根部。中、低位水平阻生通常邻牙阻力很大，可从牙冠最大周径处将其横断、分离，被分离的牙冠应上宽下窄，以利于取出。取出牙冠后再将其他部分挺出，如分离的牙冠无法整体取出，可再切割分块后取出，如牙根分叉较大时，需分根后依次拔除。

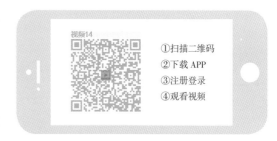

①扫描二维码
②下载 APP
③注册登录
④观看视频

视频 14　下颌水平阻生第三磨牙的拔除

一、邻牙阻力

存在邻牙阻力的水平阻生牙，位置较深，阻生牙的𬌗面与邻牙的邻面紧密接触，因此存在较大的邻牙阻力。在拔除时，先解除软组织阻力和部分骨阻力充分暴露术野后，再对患牙进行颊舌向分割，将牙齿分成冠、根两部分，解除邻牙阻力后拔除（图 5-73~ 图 5-88）。

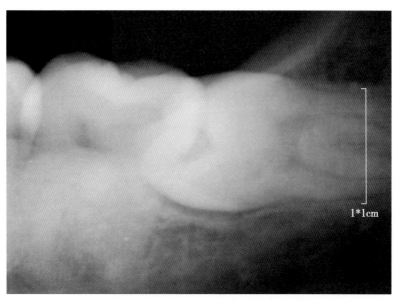

1*1cm

图 5-73　38 阻生，远中牙尖暴露。X 线片示 38 低位水平阻生，牙冠大部分被骨覆盖，近中牙冠位于 37 牙颈线以下，存在较大的冠部骨阻力和邻牙阻力，牙根为双根环抱，牙周膜间隙可见，根阻力较小

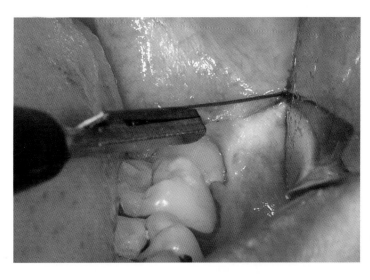

图 5-74 颊部拉钩将颊侧及远中黏膜绷紧,手术刀自远颊侧切向 38 远中颊角处,全层切开黏骨膜,并沿 37 颊侧牙龈沟向近中切至 36、37 之间龈乳头

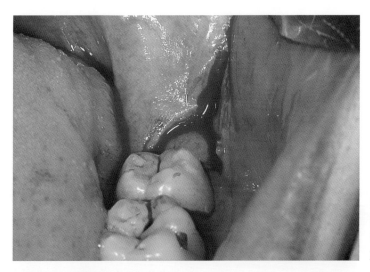

图 5-75 颊部拉钩牵拉绷紧颊侧黏膜时,远中切口偏颊侧,但当松开颊部拉钩后远中切口正好位于牙槽嵴顶中线偏颊侧

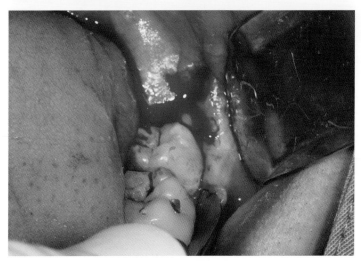

图 5-76 骨膜分离器自 36、37 颊侧龈乳头向远中翻起黏骨膜瓣

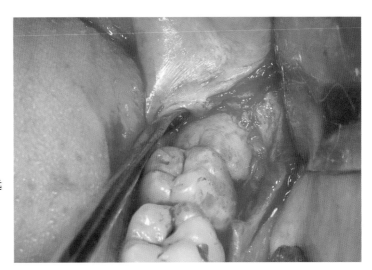

图 5-77　用骨膜分离器翻起远中及舌侧软组织瓣

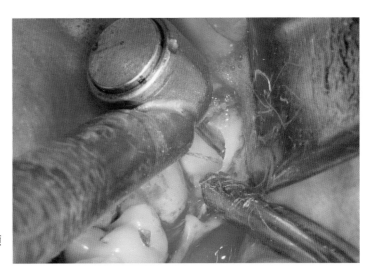

图 5-78　用切割钻去骨,并在颊侧及远中增隙

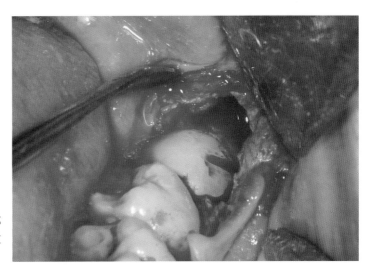

图 5-79　用切割钻去除远中部分骨质,远中去骨时暂不要超过牙槽嵴中线

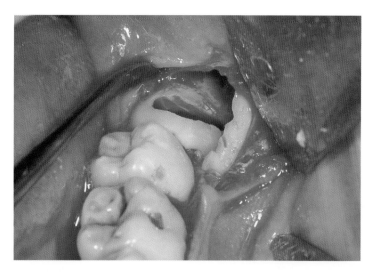

图 5-80　用切割钻分牙,将患牙进行斜形切割,使切割后的牙根上大下小,利于牙根的先行脱位

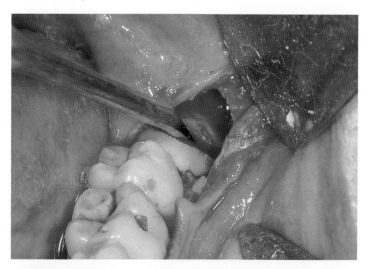

图 5-81　牙挺插入分牙间隙将患牙分为冠根两部分

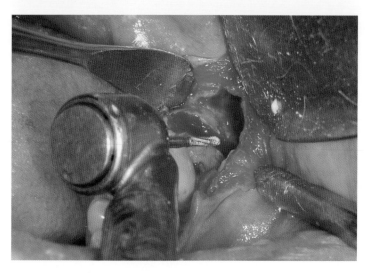

图 5-82　在拔除牙根的过程中远中仍有较大骨阻力,需紧贴牙根表面继续向远中增隙、去骨

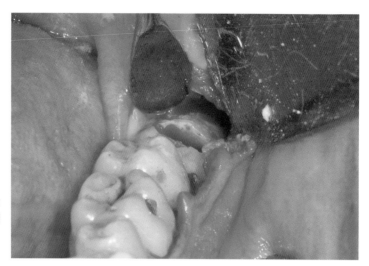

图 5-83　在充分显露术野的条件下,若仍存在较大阻力,可越过中线,去除远中部分舌侧骨质,解除牙根远中的骨阻力及根阻力

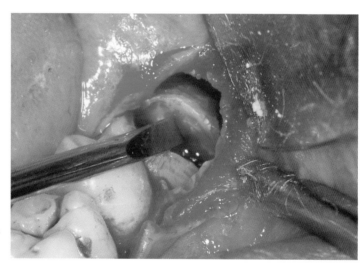

图 5-84　将牙挺插入间隙,将牙根挺松

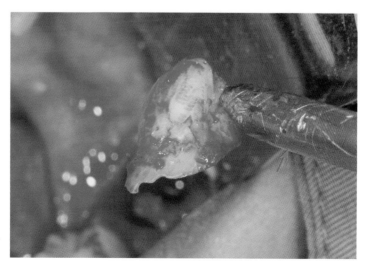

图 5-85　用吸引器(箭头示)吸出牙根

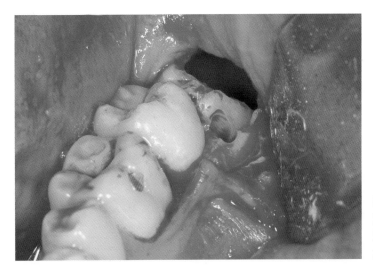

图 5-86　因 38 牙冠较大与邻牙紧贴，无间隙插入牙挺，在剩余牙冠颊侧表面磨出一沟槽，用于放置牙挺

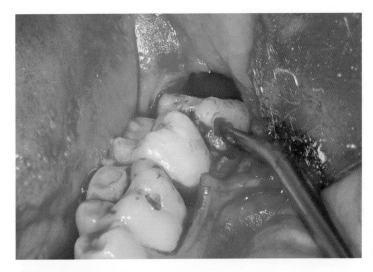

图 5-87　将牙挺插入磨出的沟槽内向远中颊侧挺出牙冠

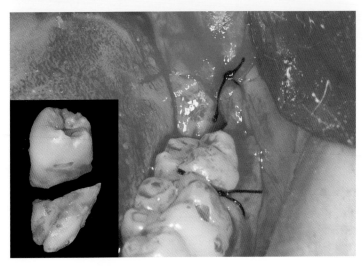

图 5-88　拔除的患牙及缝合后的伤口

二、骨 阻 力

存在骨阻力的水平阻生牙,位置深,牙冠被骨质覆盖,阻生牙的远中牙尖位于邻牙的外形高点以下,除了存在较大的骨阻力外还存在邻牙阻力。在拔除时,先解除软组织阻力,去骨增隙,充分暴露牙体组织解除骨阻力,再对患牙进行颊舌向分割解除邻牙阻力后拔除患牙(图 5-89~ 图 5-102)。

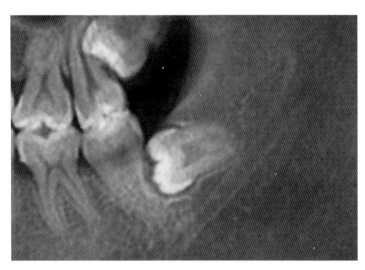

图 5-89　38 未萌。X 线片示 38 水平低位阻生,被骨质覆盖,远中牙冠位于 37 牙颈线以下,为低位水平阻生,牙根粗壮,存在明显的冠根骨阻力

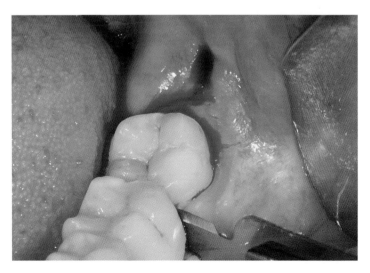

图 5-90　选择袋形瓣切口

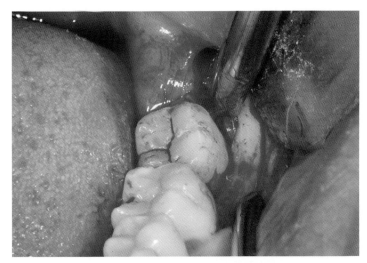

图 5-91　翻开软组织瓣暴露术区

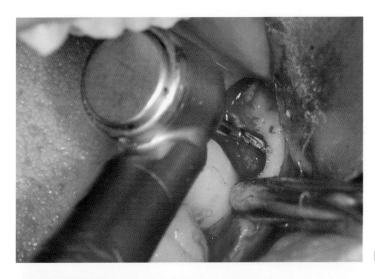

图 5-92　用切割钻去骨、增隙

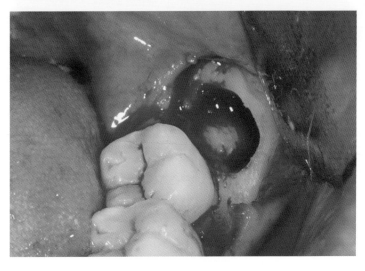

图 5-93　暴露牙冠最大周径

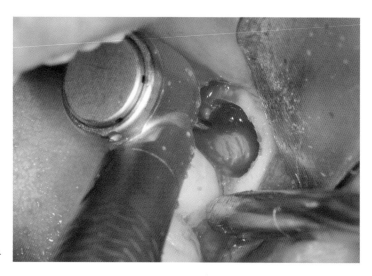

图 5-94 沿颊舌向切割患牙

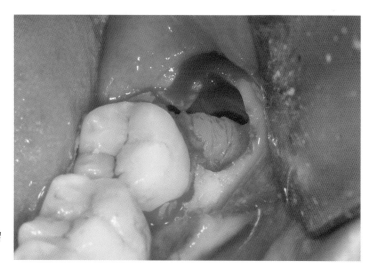

图 5-95 切割患牙时,舌侧保留部分牙体组织

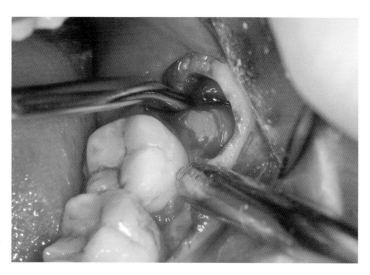

图 5-96 将牙挺插入间隙折裂患牙

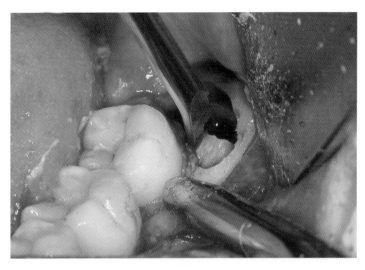

图 5-97 将牙冠沿近远中向磨出一沟槽后,插入牙挺,将近中牙冠再次分割成颊、舌两部分

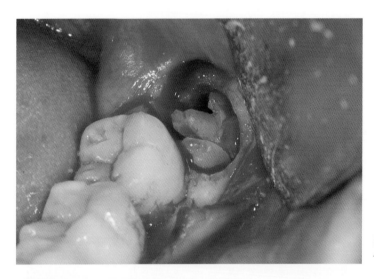

图 5-98 将牙冠的颊、舌部分别取出

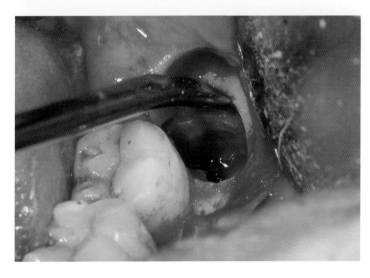

图 5-99 将牙挺插入牙根与牙槽骨之间,沿牙体长轴方向挺松牙根

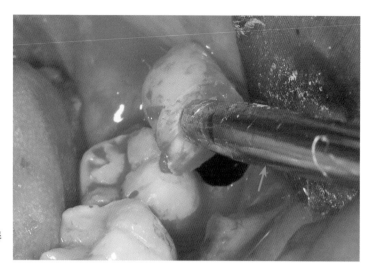

图 5-100　用吸引器
(箭头示)吸出牙根

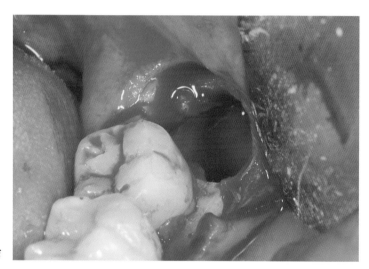

图 5-101　清理牙槽窝

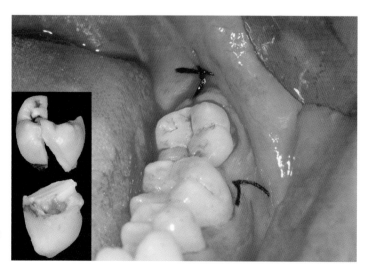

图 5-102　拔除的患牙
及缝合后的伤口

三、骨 + 根阻力

存在骨阻力和根阻力的水平阻生牙,位置深,牙冠被骨质覆盖,牙根多为双根甚至为弯根,局部牙周膜间隙不清,骨密度高。在拔除时,先解除软组织阻力、骨阻力和邻牙阻力,拔出牙冠后再对患牙的根部进行增隙,必要时将牙根再次分割成为单根,依次去除(图 5-103~ 图 5-115)。

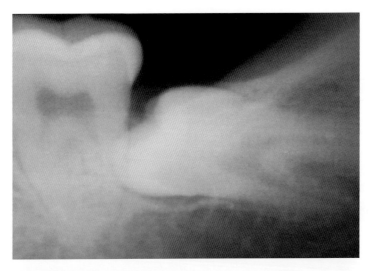

图 5-103 38 未萌。X 线片示 38 低位水平阻生,牙冠被骨质覆盖,冠部骨阻力大,近中牙尖紧贴 37 牙根中 1/3 处,邻牙阻力较小,牙根分叉,骨小梁模糊,根阻力大

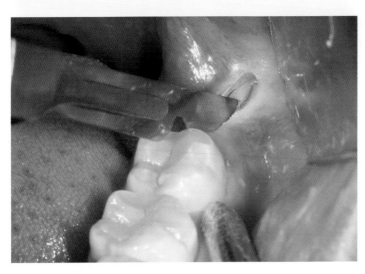

图 5-104 袋形瓣切口

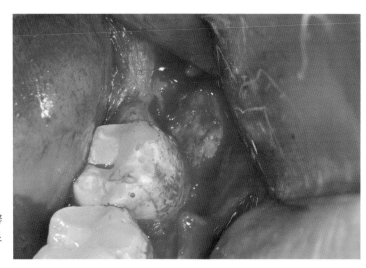

图 5-105　全层翻起黏骨膜瓣后,颊部拉钩保护黏骨膜瓣并显露术区

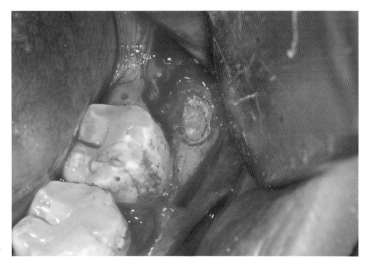

图 5-106　用切割钻开窗、去骨

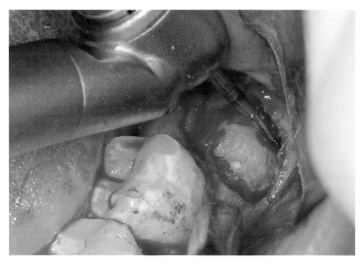

图 5-107　用切割钻去骨、增隙后,沿患牙牙颈部进行切割

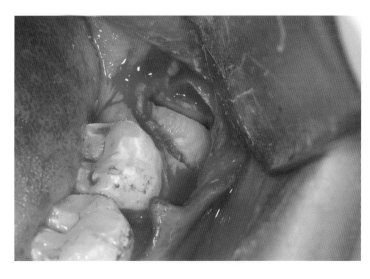

图 5-108　将患牙分为冠、根两部分

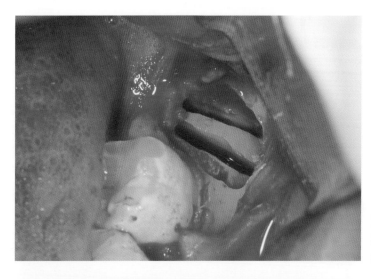

图 5-109　继续对牙冠进行切割,将患牙分为近、中、远三段

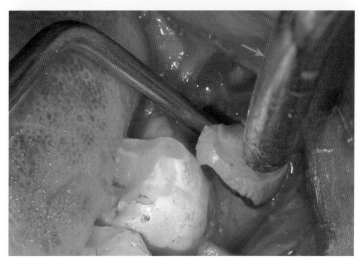

图 5-110　挖匙取出中间段后,用吸引器(箭头示)吸出,预留出牙冠脱位的空间

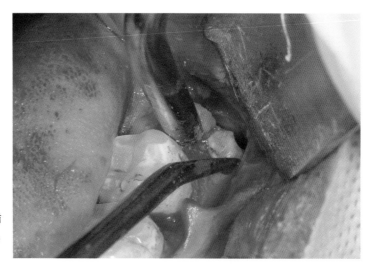

图 5-111　将牙挺插入近中颊侧间隙处，挺松牙冠

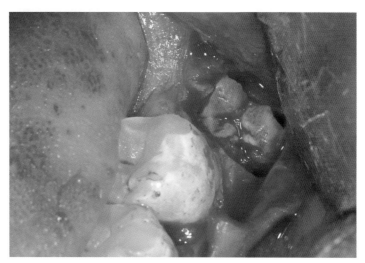

图 5-112　取出牙冠

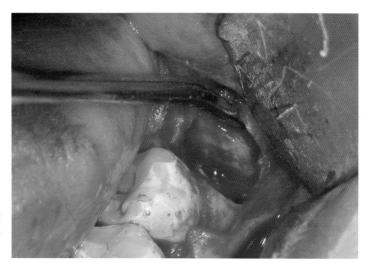

图 5-113　将牙挺插入牙根与上方的牙槽骨之间

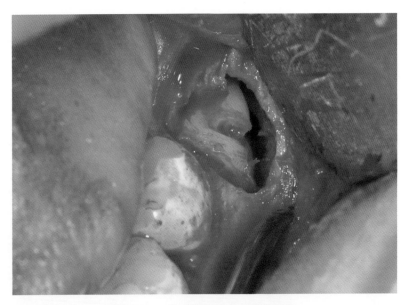

图 5-114　沿牙体长轴方向挺出牙根

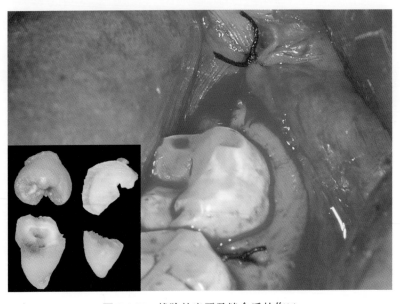

图 5-115　拔除的患牙及缝合后的伤口

四、骨 + 邻牙 + 根阻力

邻牙、骨及根阻力均存在时,水平阻生牙的拔除难度最大,在解除软组织阻力后还要解除上述的阻力。对于这种患牙,邻牙阻力的解除相对比较困难,需要对牙体进行两次分割,形成近、中、远三部分牙体组织,去除中间部分的牙体组织,留出足够的空间解除邻牙阻力。若牙根分叉较大或根尖弯曲脱位困难时,需分根后依次拔除(图 5-116~ 图 5-128)。

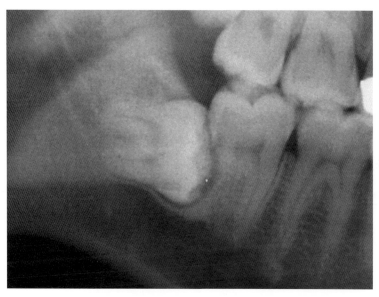

图 5-116　48 未萌出,X 线片示 48 低位水平阻生,牙齿被骨质覆盖,骨阻力大,牙冠较大与邻牙紧贴,邻牙阻力大,牙根分叉,骨密度较大,根阻力大

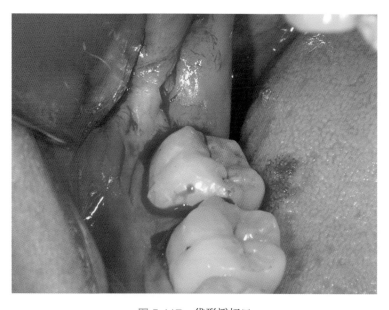

图 5-117　袋形瓣切口

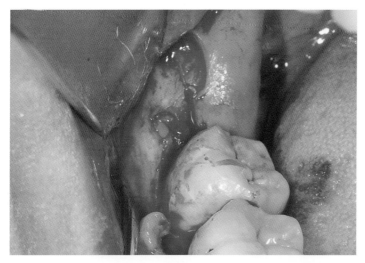

图 5-118　翻瓣后,充分显露术区

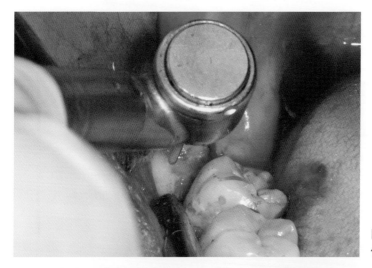

图 5-119　在暴露的牙尖表面去骨增隙

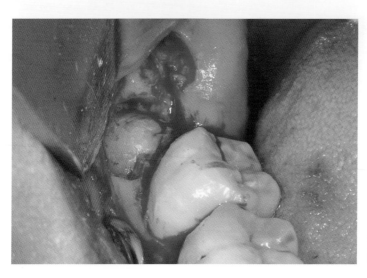

图 5-120　去除牙冠表面的骨组织,暴露牙冠最大周径

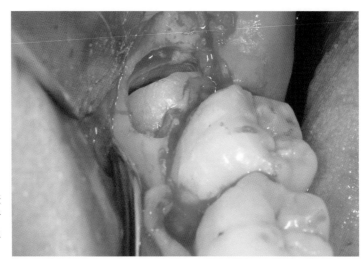

图 5-121 用切割钻在牙颈部进行切割,切割深度及宽度为患牙宽度及厚度的 3/4,用牙挺将患牙折裂成冠、根两部分

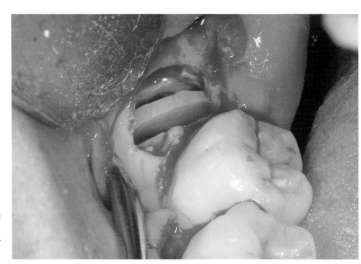

图 5-122 继续对牙冠进行切割,最终将患牙分为近、中、远三部分

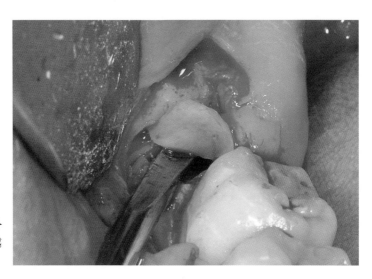

图 5-123 用牙挺挺出中间部分(中间部分去除越多,剩余牙冠越易脱位)

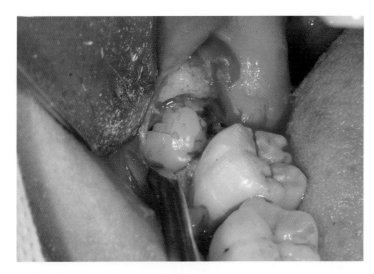

图 5-124 将牙挺插入近中颊侧间隙，挺出牙冠

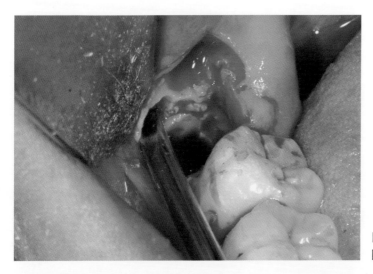

图 5-125 将牙挺插入颊侧间隙，挺松牙根

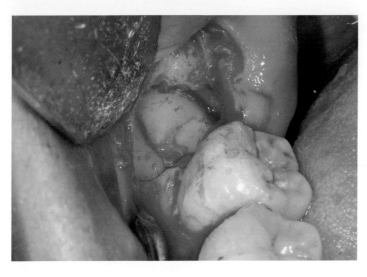

图 5-126 由于牙根较大无法取出，需对牙根再次切割

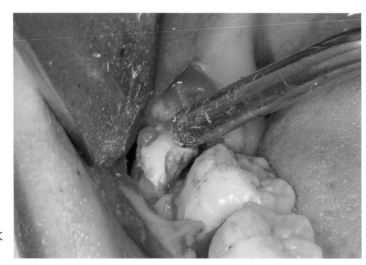

图 5-127 将切割后的牙根分次取出

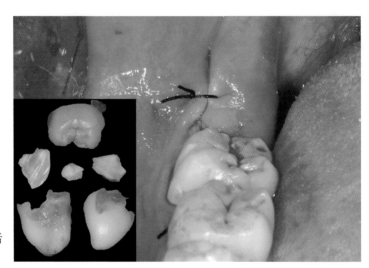

图 5-128 拔除的患牙及缝合后的伤口

第四节 下颌远中阻生第三磨牙的拔除

由于下颌升支对远中阻生患牙的阻力较大,需去除患牙牙冠或远中部分牙冠,消除患牙远中阻力后,才能将患牙完全拔除。如果患牙牙根阻力较大时,可通过分根的方法解决(图 5-129~ 图 5-137)。

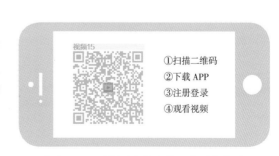

①扫描二维码
②下载 APP
③注册登录
④观看视频

视频 15 下颌远中阻生第三磨牙的拔除

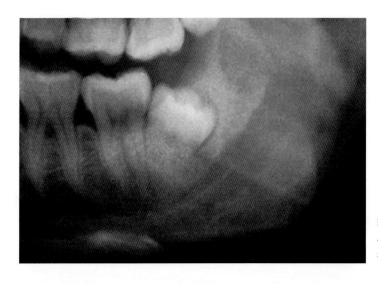

图 5-129 38 牙尖暴露,牙冠被黏膜覆盖。X 线片示 38 远中中位阻生,存在较大的软组织和冠部骨阻力

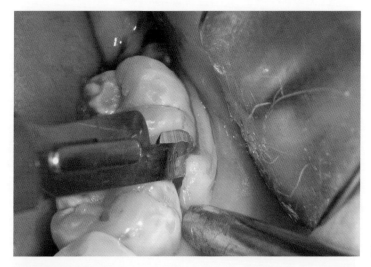

图 5-130 选择袋形瓣切口

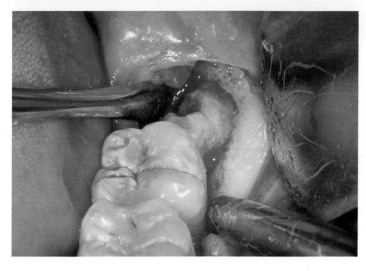

图 5-131 翻瓣后用颊部拉钩保护黏骨膜瓣,显露术区

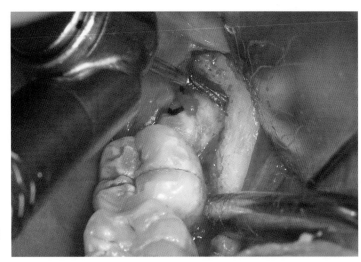

图 5-132　用切割钻在颊侧及远中增隙

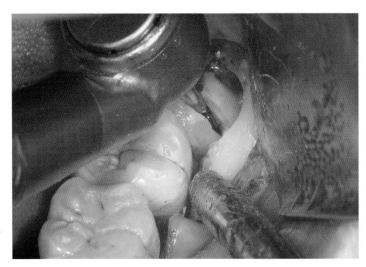

图 5-133　用切割钻沿颊舌向切割患牙

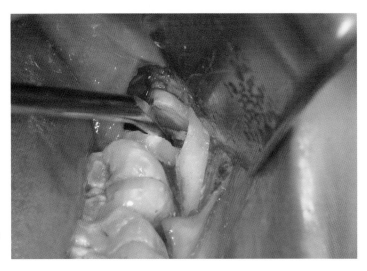

图 5-134　用牙挺将患牙分为近、远中两部分

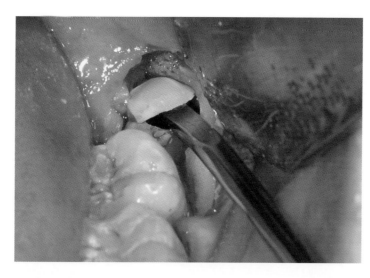

图 5-135 用牙挺挺出远中部分牙冠

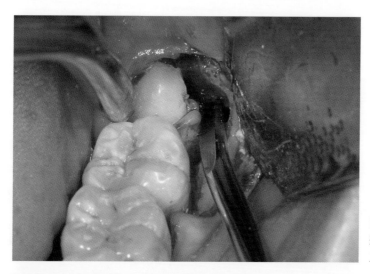

图 5-136 将牙挺插入近中颊间隙,挺松并拔除近中冠及牙根

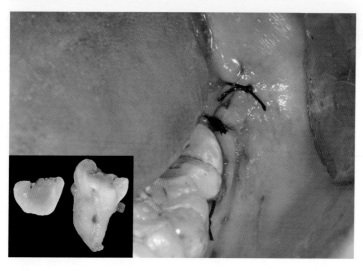

图 5-137 拔除的患牙及缝合后的伤口

第五节　颊舌向阻生第三磨牙的拔除

对已萌出的颊舌向阻生牙可用牙挺直接拔除,对未萌出的仍需用翻瓣、增隙、去骨、切割的方法拔除(图 5-138~ 图 5-148)。

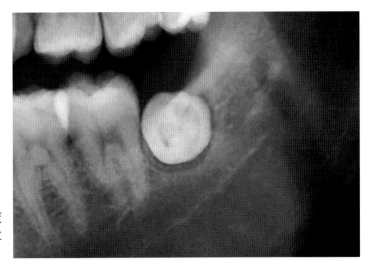

图 5-138　38 被软组织覆盖,X 线片示 38 颊舌向位中位阻生

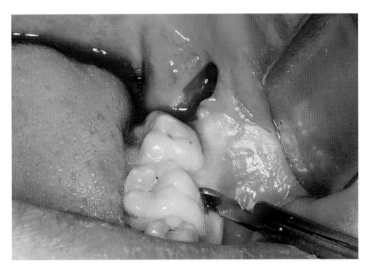

图 5-139　选择袋形瓣切口

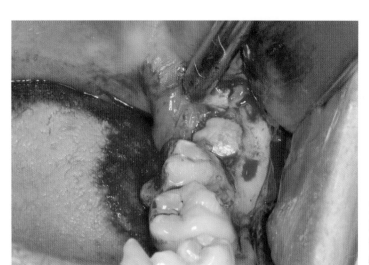

图 5-140　翻瓣后见牙冠位于舌侧,用颊部拉钩保护黏骨膜瓣、显露术区

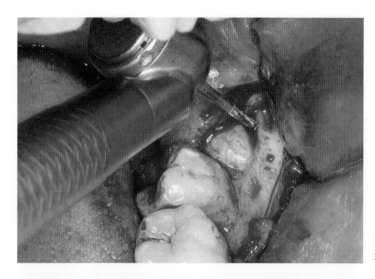

图 5-141　用切割钻在患牙颊侧增隙

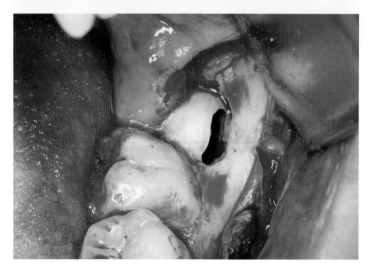

图 5-142　用切割钻近远中向切割,将患牙分成冠、根两部分

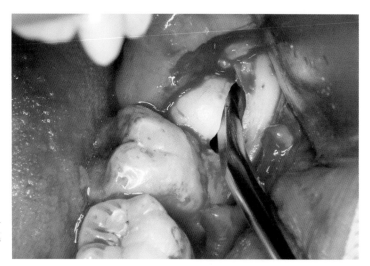

图 5-143　牙挺插入间隙,将患牙折裂成冠、根两部分

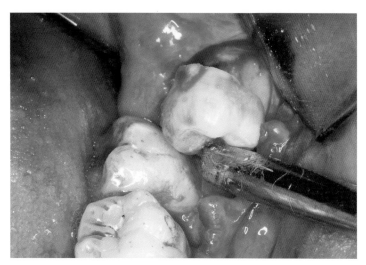

图 5-144　挺出牙冠

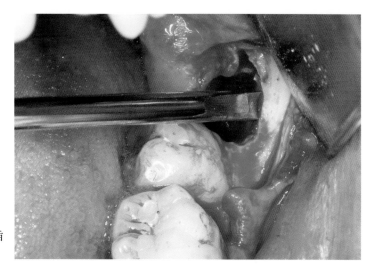

图 5-145　将牙挺插入牙根颊侧间隙

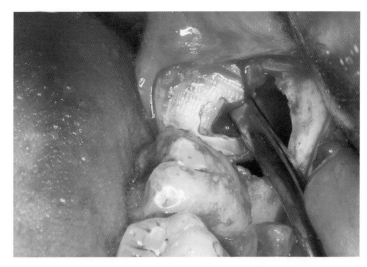

图 5-146　挺出牙根

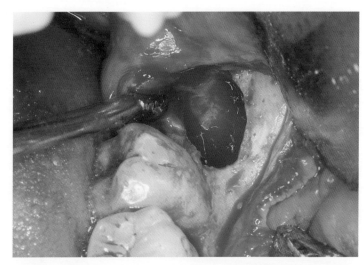

图 5-147　清理牙槽窝

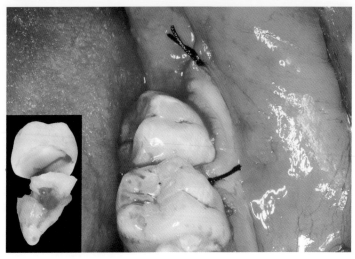

图 5-148　拔除的患牙
及缝合后的伤口

第六节　下颌倒置阻生第三磨牙的拔除

首先去除覆盖患牙牙根上方的骨质，并在患牙牙根及牙冠周围增隙，然后颊舌向分割患牙，最后将分割成块的患牙依次取出（图 5-149~ 图 5-161）。如果患牙牙冠阻力较大时，可先分块取出牙根，再分块取出牙冠。

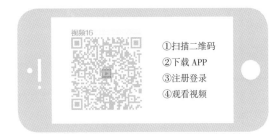

①扫描二维码
②下载 APP
③注册登录
④观看视频

视频 16　下颌倒置阻生第三磨牙的拔除

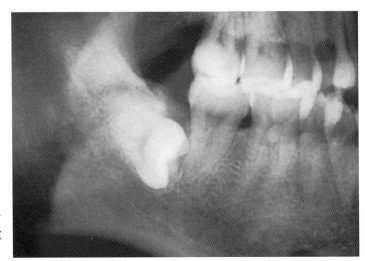

图 5-149　48 完全埋藏，X 线片示 48 倒置低位阻生，牙周间隙模糊，存在较大的邻牙和骨阻力

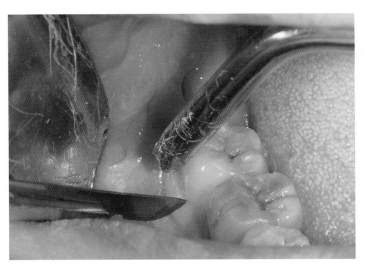

图 5-150　由于患牙埋藏位置较深，故选用三角瓣切口

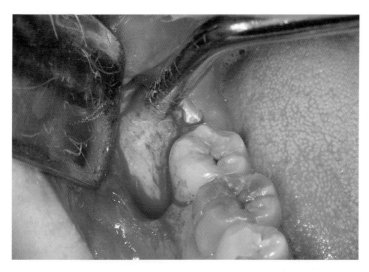

图 5-151 翻瓣后，用颊部拉钩保护软组织瓣，暴露术区

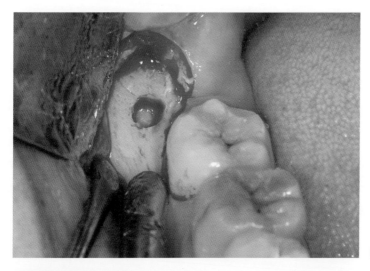

图 5-152 用切割钻开窗、去骨

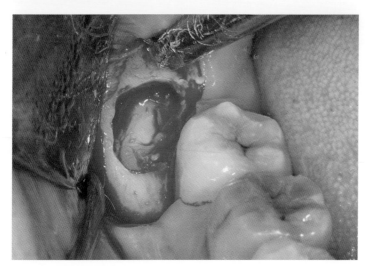

图 5-153 继续扩大开窗，暴露整个牙冠周径

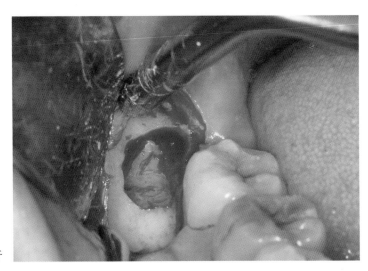

图 5-154 沿颊舌向截冠分牙

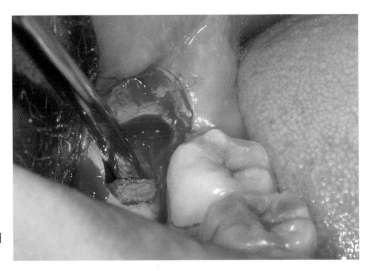

图 5-155 将牙挺插入切割间隙,将冠、根彻底分开

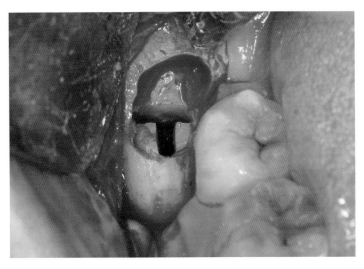

图 5-156 继续对牙冠沿近远中向切割,将牙冠分成颊、舌两部分

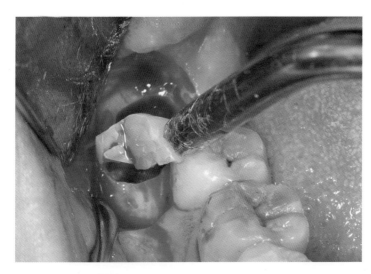

图 5-157　分别拔除牙冠

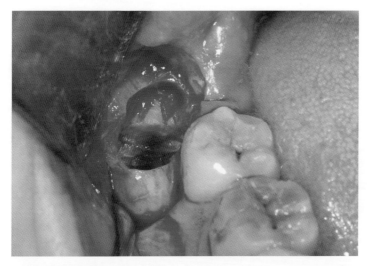

图 5-158　拔除牙冠后，可见残根断面。由于患牙位置低，需换用加长的外科专用切割钻对牙体进行切割，切割时需用吸引器及时吸除牙槽窝内的血液及渗液，以便清晰地显露术野并掌握切割深度，越向下切割，牙体的颜色会随之改变，由淡黄色变为暗色(剩余的牙体组织变薄，透射出牙槽骨深部的颜色)，此时应避免向深部切割，以免损伤下牙槽神经

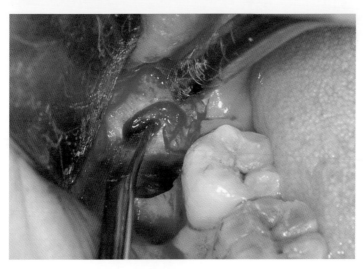

图 5-159　在牙根表面增隙后，用牙挺挺出牙根

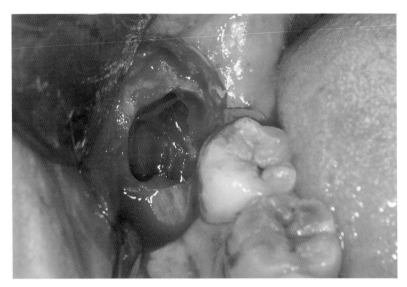

图 5-160 清理牙槽窝

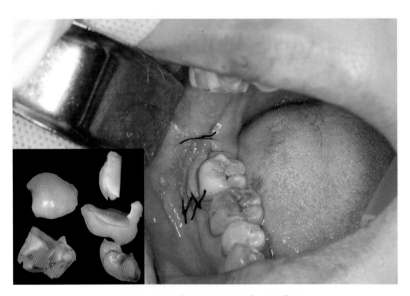

图 5-161 拔除的患牙及缝合后的伤口

第七节　下颌阻生第三磨牙牙胚的拔除

因牙胚没有牙根,其周围均有大量的骨质,为减少创伤,可用切割钻仅去除牙胚殆面少量骨质,开窗显露牙胚,再将牙胚分切成几部分后分别拔除(图 5-162~ 图 5-180)。

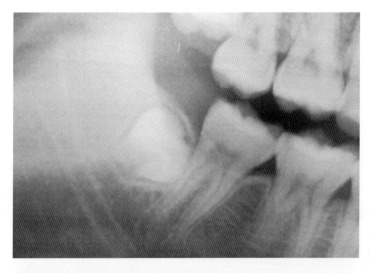

图 5-162　牙胚完全埋藏,X线片示 48 牙胚完全骨埋藏

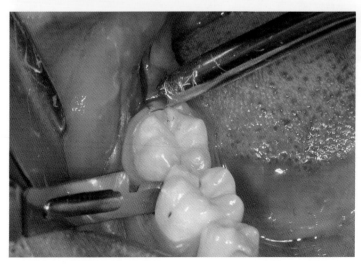

图 5-163　选择袋形瓣切口

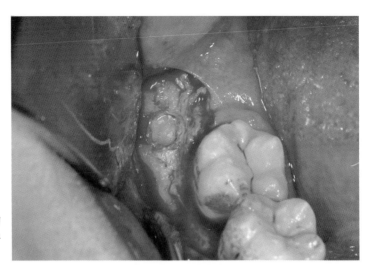

图 5-164　翻瓣后用颊部拉钩保护黏骨膜瓣、显露术区,并用切割钻开窗、去骨

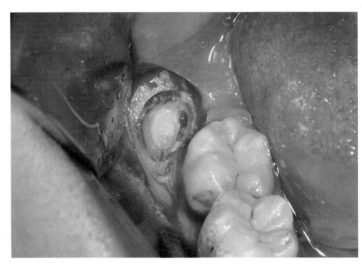

图 5-165　继续去骨扩大开窗,充分显露牙冠

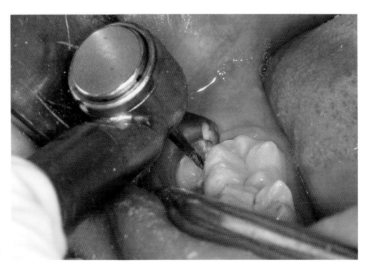

图 5-166　用切割钻切割患牙

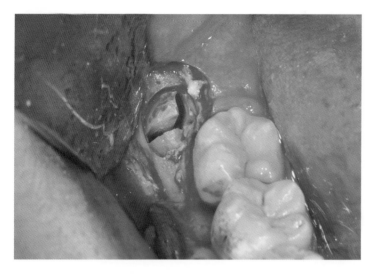

图 5-167 将患牙切割成近中、远中、颊、舌四部分

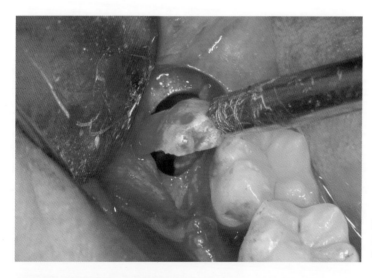

图 5-168 将分割后的患牙分别取出,若拔除时牙块之间相互制约,可再将牙块分割或扩大牙槽窝后拔除

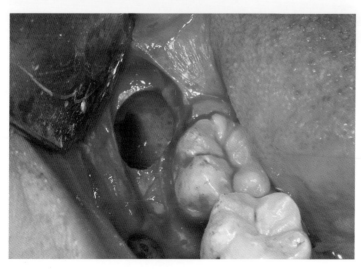

图 5-169 清理后的拔牙窝

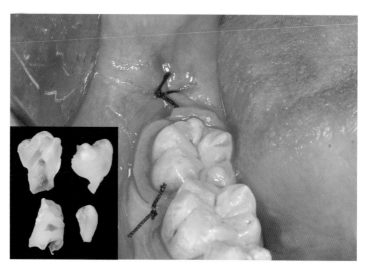

图 5-170 拔除的患牙及缝合后的伤口

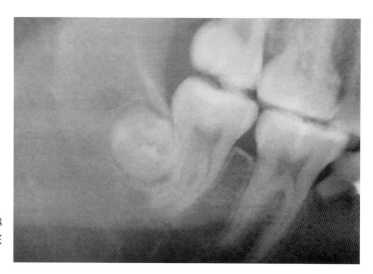

图 5-171 完全埋藏的 48 牙胚,X 线片示 48 牙胚完全骨埋藏

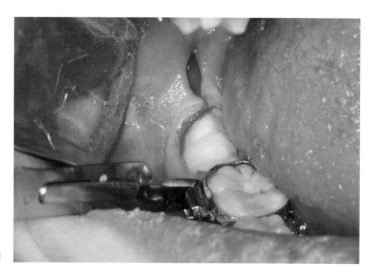

图 5-172 选用袋形瓣切口

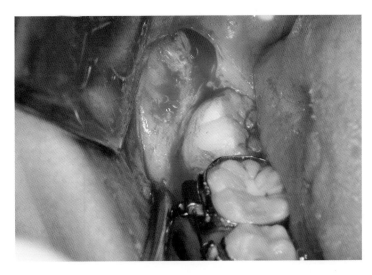

图 5-173　翻瓣后用颊部拉钩保护黏骨膜瓣,显露术区

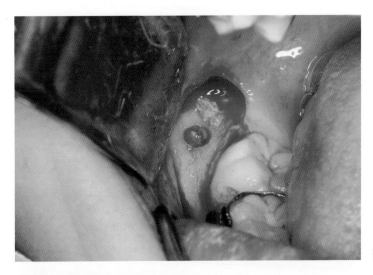

图 5-174　用切割钻开窗、去骨

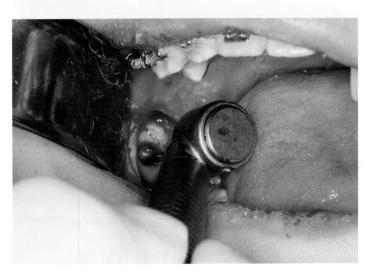

图 5-175　继续去骨扩大开窗,充分显露牙冠

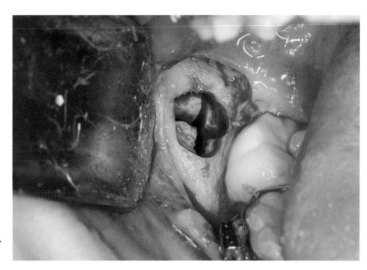

图 5-176　用切割钻将患牙纵向、横向切割

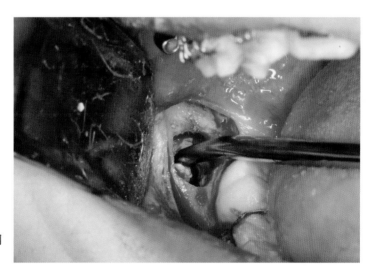

图 5-177　将牙挺插入切割间隙,彻底分开牙冠

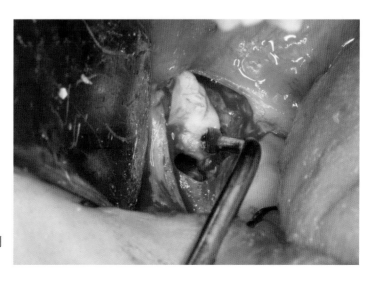

图 5-178　将分开后的患牙分别拔除

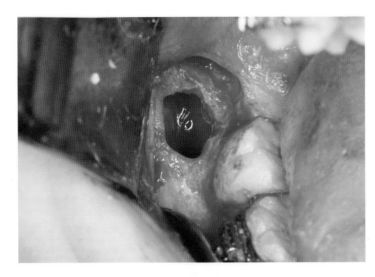

图 5-179　清理后的拔牙窝

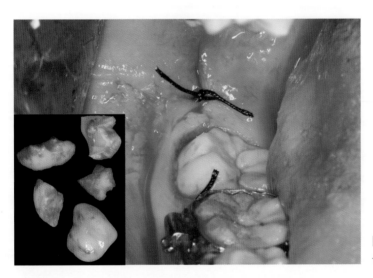

图 5-180　拔除的患牙及缝合后的伤口

（刘平　邓天阁）

第六章

其他部位阻生牙拔除术

其他部位阻生牙是指除下颌第三磨牙之外的阻生牙。常见的有上颌第三磨牙、上颌及下颌尖牙、上颌前部额外牙、上颌及下颌前磨牙等。拔除此类患牙的关键是术前通过影像学检查确定患牙在颌骨内的位置，根据患牙的位置确定手术入路，根据患牙的具体状况确定去骨部位、去骨量及分割患牙的部位，合理解除软组织、骨组织及邻牙阻力，避免损伤邻牙及患牙周围的重要解剖结构。

第一节　上颌阻生第三磨牙的拔除

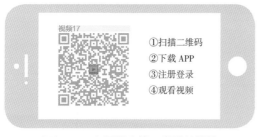

视频 17　上颌阻生第三磨牙的拔除

上颌阻生第三磨牙的拔除阻力可以来自软组织、骨组织及邻牙,术前应根据临床及影像学检查明确拔除患牙的主要阻力并确定消除阻力的方法。由于上颌牙槽骨骨质疏松,故骨阻力较小,但由于手术视野受限及手术入路单一(颊侧入路)而导致操作困难,故拔除难度最大的是偏腭侧的埋藏近中阻生患牙。

一、软组织阻力

此类患牙拔除难度小,只需切开、翻瓣解除软组织阻力后即可顺利拔除(图 6-1~ 图 6-7)。

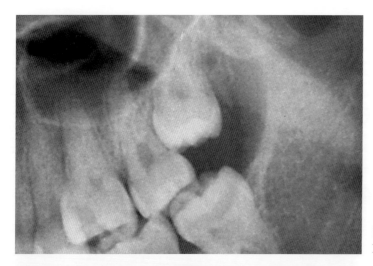

图 6-1　男性患者,23 岁,X 线片示 28 垂直阻生

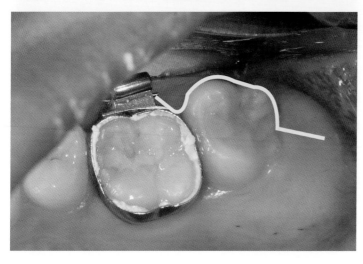

图 6-2　选择袋形瓣切口

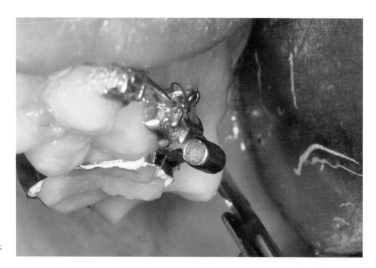

图 6-3 切开翻瓣后显露患牙

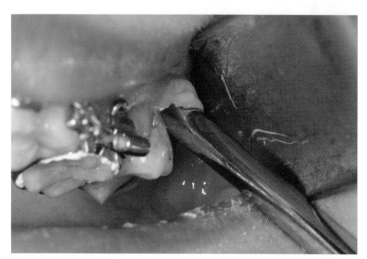

图 6-4 将牙挺插入患牙近中颊侧牙周膜间隙

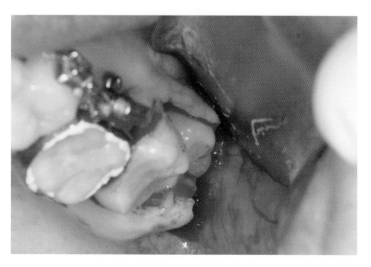

图 6-5 挺松患牙后,患牙从殆面露出

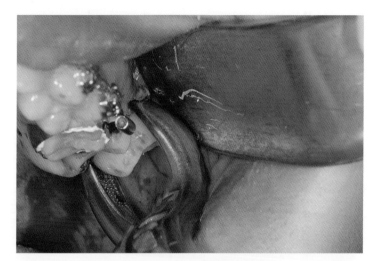

图 6-6 用牙钳拔除患牙

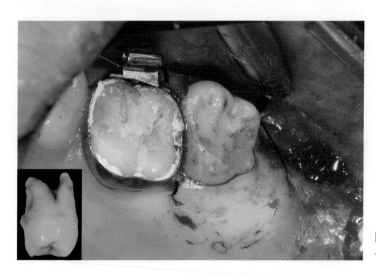

图 6-7 拔除的患牙及缝合后的切口

二、骨组织阻力

　　此类患牙牙冠表面除软组织包绕外,还有骨质覆盖,拔除时除切开、翻瓣外,还需去除部分骨质,暴露牙冠后才能拔除(图 6-8~ 图 6-15)。

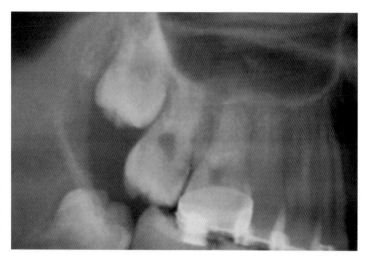

图 6-8　女性患者,13岁,X 线片示 18 垂直阻生,牙冠周围有骨组织包裹

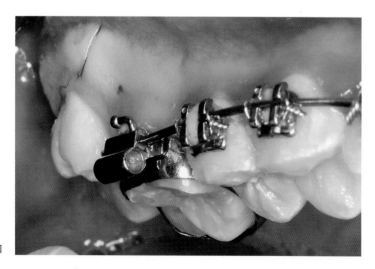

图 6-9　选用角形切口

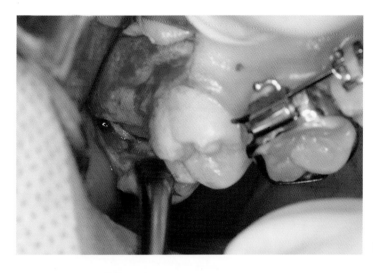

图 6-10　切开、翻瓣后暴露术野

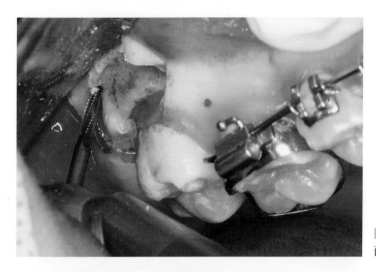

图 6-11　用切割钻去除牙冠𬌗面及颊侧的骨质,暴露牙冠

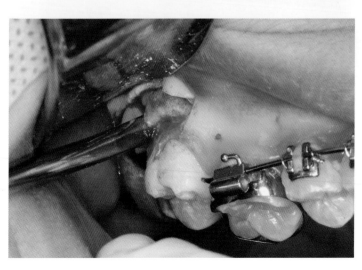

图 6-12　将牙挺插入患牙近中颊侧牙周膜间隙

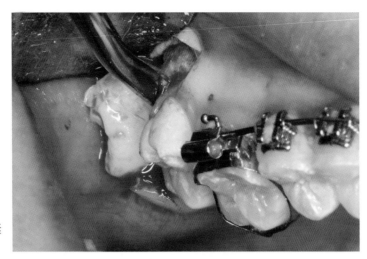

图 6-13 向远中颊𬌗面方向挺松患牙脱位

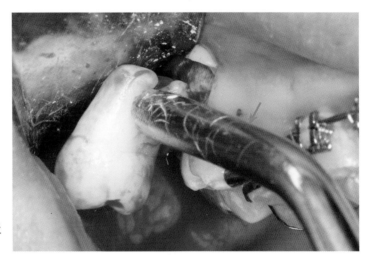

图 6-14 用吸引器(箭头示)吸出患牙

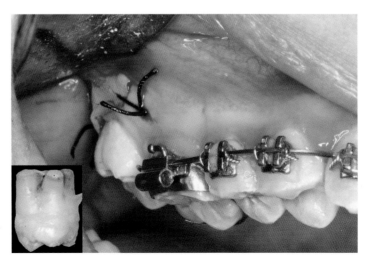

图 6-15 拔除的患牙及缝合后的切口

三、邻 牙 阻 力

此类患牙除存在软组织及骨组织阻力外,还存在邻牙阻力。拔除时,除需解除软组织及骨组织阻力外,还需切割患牙、解除邻牙阻力后才能拔除(图 6-16~ 图 6-25)。

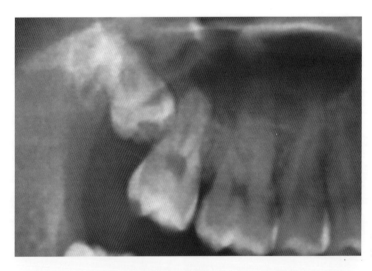

图 6-16　男性患者,27岁,X 线片示 18 近中阻生,邻牙阻力大

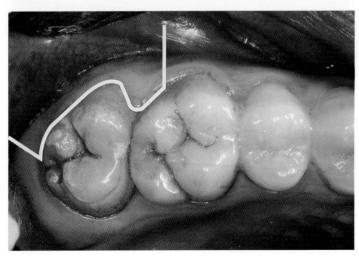

图 6-17　采用角形切口

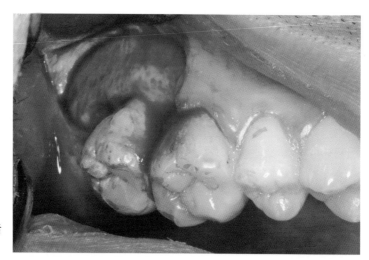

图 6-18　切开、翻瓣后显露术野

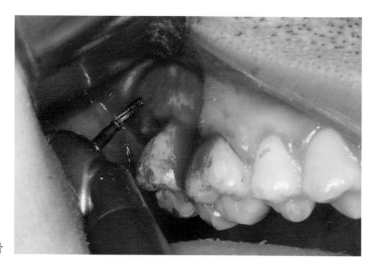

图 6-19　用切割钻去骨

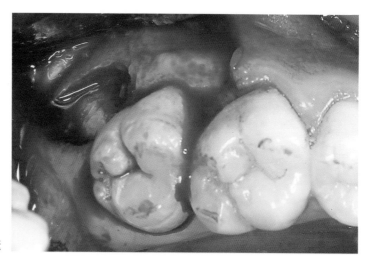

图 6-20　暴露患牙牙冠

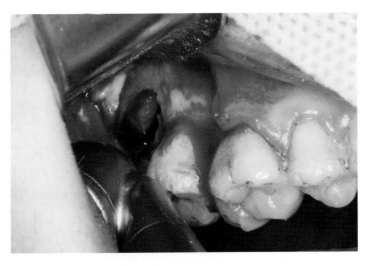

图 6-21　用切割钻将患牙分割成近、远中两部分

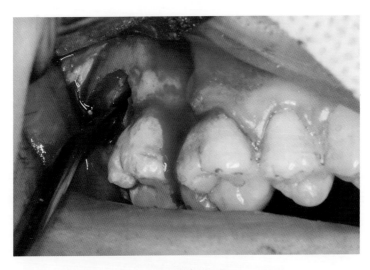

图 6-22　先用牙挺将患牙的远中部分挺出

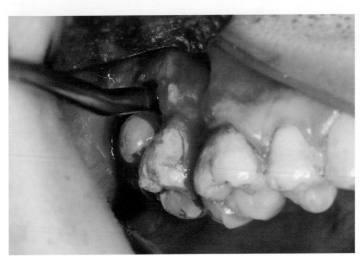

图 6-23　再挺出近中牙冠部分

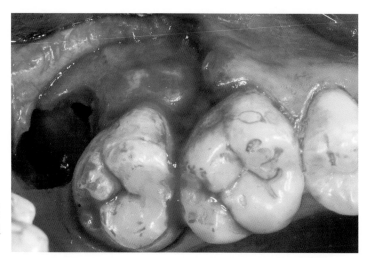

图 6-24 因患牙与上颌窦关系密切,拔除患牙后用吸引器清理牙槽窝

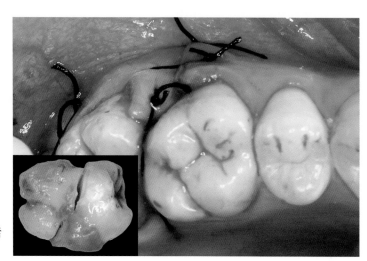

图 6-25 拔除的患牙及缝合后的切口

第二节 阻生尖牙的拔除

术前应根据临床及影像学检查确定患牙在牙槽骨中的位置、与鼻底及上颌窦的关系:牙冠位于唇颊侧,选择唇颊侧手术入路(图 6-26~ 图 6-78);牙冠位于腭侧,选择腭侧手术入路(图 6-79~ 图 6-85)。

一、唇颊侧手术入路

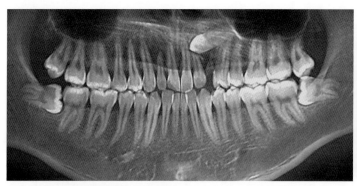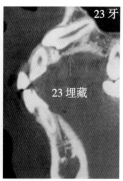

图 6-26　男性患者，21 岁，63 残根滞留，CBCT 示 23 阻生，牙冠偏唇侧

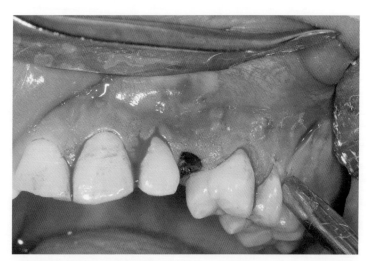

图 6-27　选择唇颊侧入路的角形切口

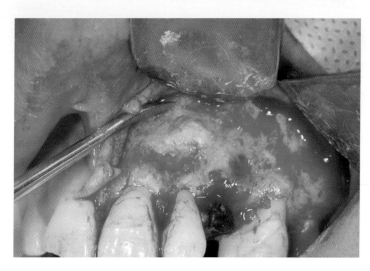

图 6-28　切开、翻瓣后，充分暴露术区

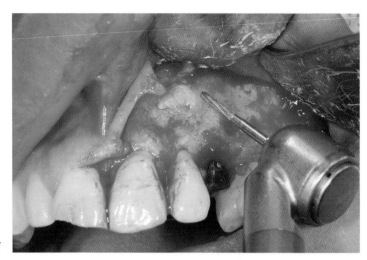

图 6-29　用切割钻去骨、开窗

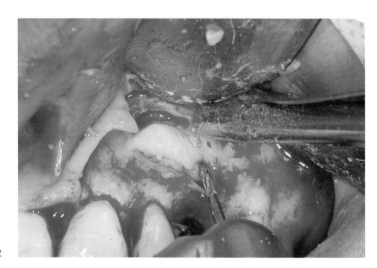

图 6-30　暴露牙冠最大周径

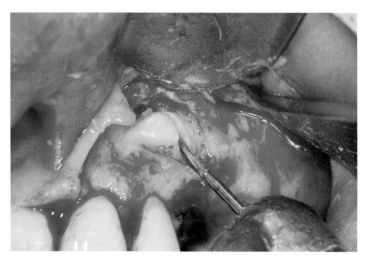

图 6-31　用切割钻在患牙牙冠最大周径与牙颈部之间将患牙分成两部分

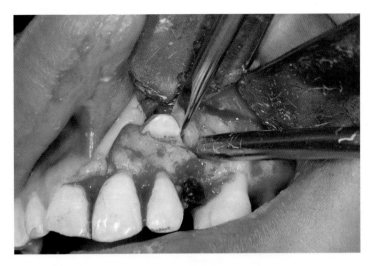

图 6-32　将牙挺插入切割间隙并挺松患牙牙冠

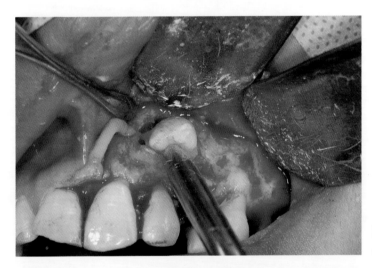

图 6-33　用吸引器（箭头示）吸出牙冠

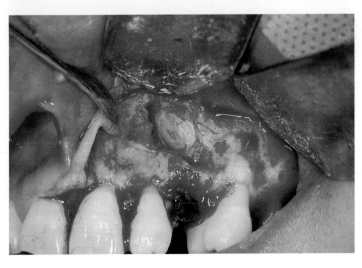

图 6-34　因患牙根部阻力大,增隙后仍无法挺出

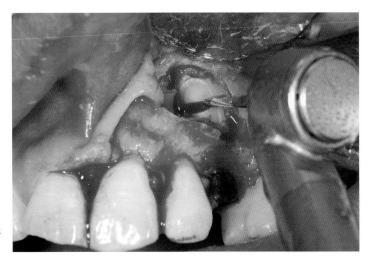

图 6-35 用切割钻将患牙牙根分为两部分

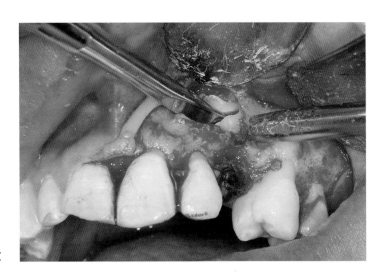

图 6-36 将牙挺插入切割间隙

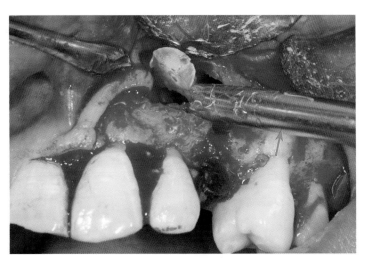

图 6-37 挺松上部牙根后用吸引器(箭头示)吸出

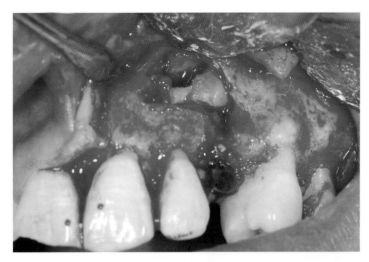

图 6-38　剩余的牙根

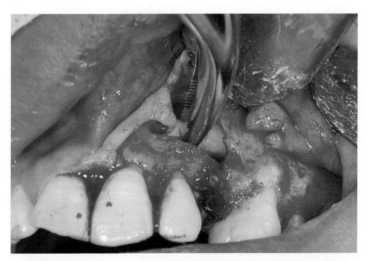

图 6-39　用根钳拔除剩余牙根

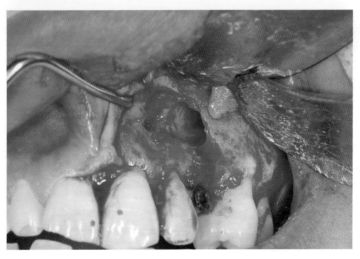

图 6-40　清理拔牙窝

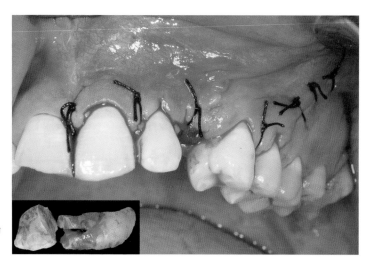

图 6-41 拔除 63 残根,拔除的患牙及缝合后的切口

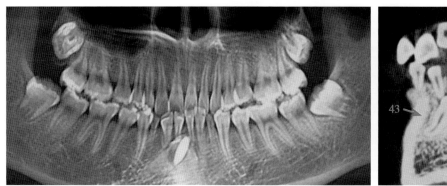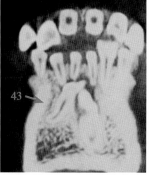

图 6-42 女性患者,16 岁,73、83 滞留,CBCT 示 33、43 阻生,牙冠偏唇侧

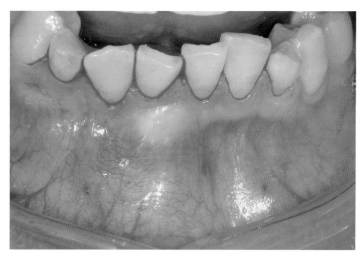

图 6-43 选择 73—83 区龈沟内切口

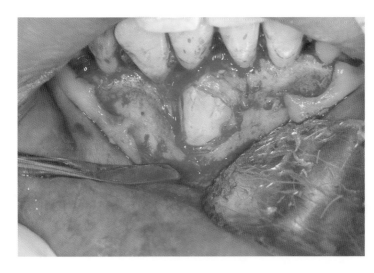

图 6-44 切开、翻瓣后,充分暴露术区,41 牙根唇侧露出 43 牙冠

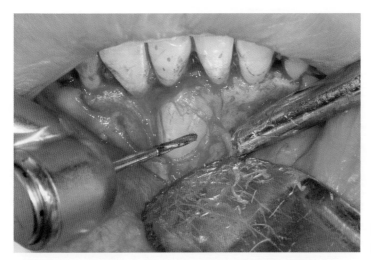

图 6-45 用切割钻分切牙

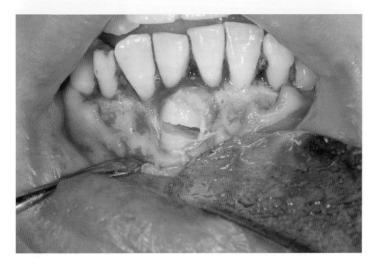

图 6-46 在牙冠最大周径与牙颈部间将 43 分为两部分

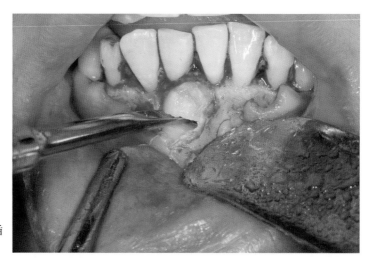

图 6-47 将牙挺插入切割间隙中

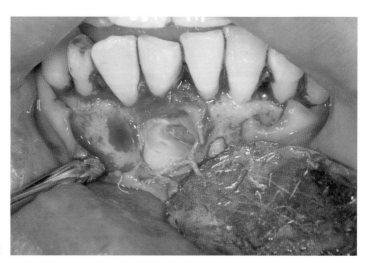

图 6-48 挺出牙冠

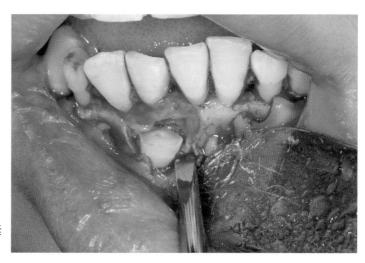

图 6-49 用牙挺挺松牙根

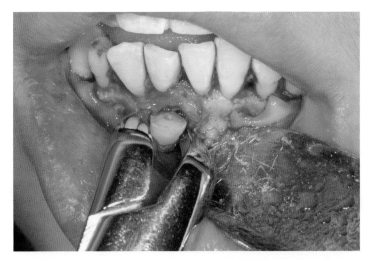

图 6-50　用根钳拔出牙根

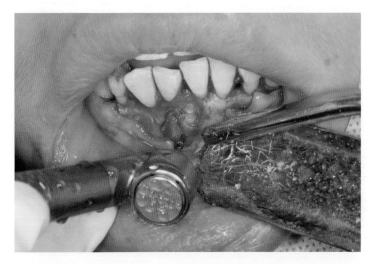

图 6-51　用切割钻去骨

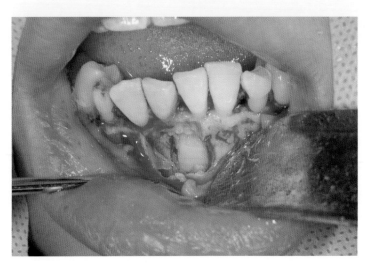

图 6-52　暴露 33 牙冠

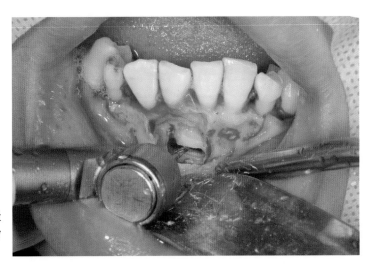

图 6-53　用切割钻在牙冠最大周径与牙颈部间将 33 分为两部分

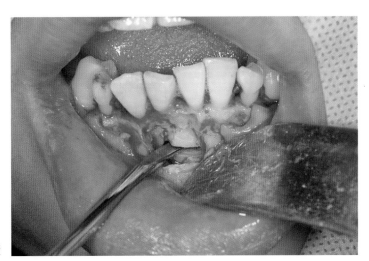

图 6-54　用牙挺挺松 33 牙冠

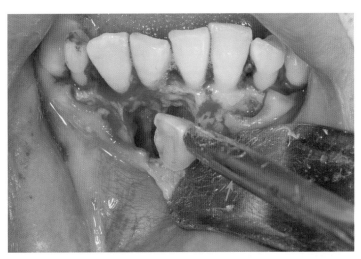

图 6-55　用吸引器(箭头示)吸出牙冠

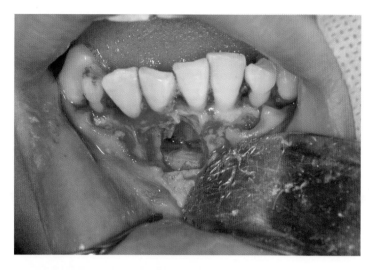

图 6-56　取出牙冠后剩余的牙根部分

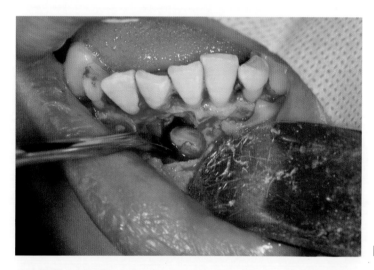

图 6-57　用牙挺挺松牙根

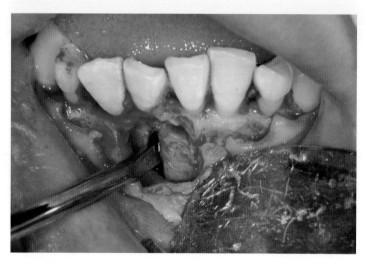

图 6-58　因牙根较长，无法拔除

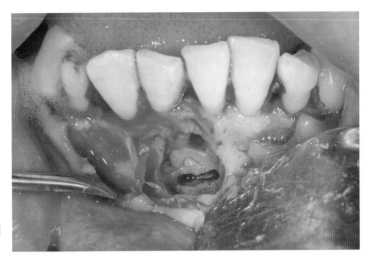

图 6-59　用切割钻继续切割牙根

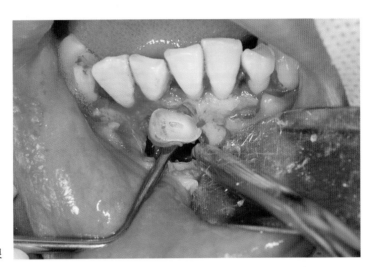

图 6-60　先取出上部分牙根

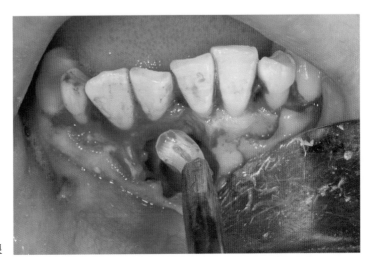

图 6-61　再取出根尖部牙根

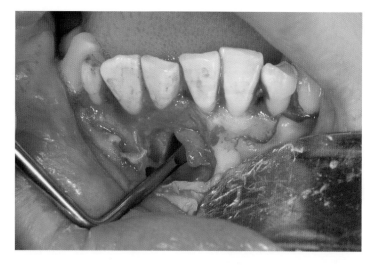

图 6-62　去除牙囊

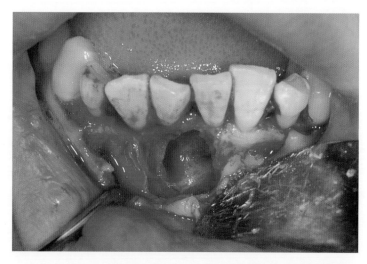

图 6-63　清理后的拔牙窝

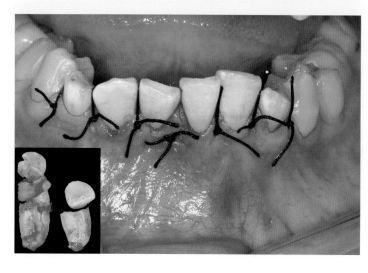

图 6-64　拔除的患牙及缝合后
的切口

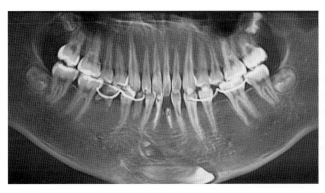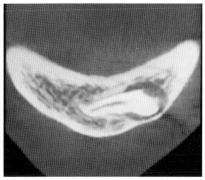

图 6-65　男性患者，15 岁，83 滞留，CBCT 示 43 低位阻生，于下颌骨下缘处，牙冠偏唇侧，患牙上方有牙瘤样高密度影

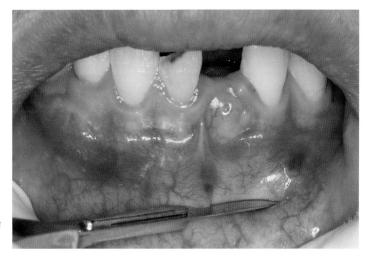

图 6-66　选择 33—83 区前庭沟弧形切口

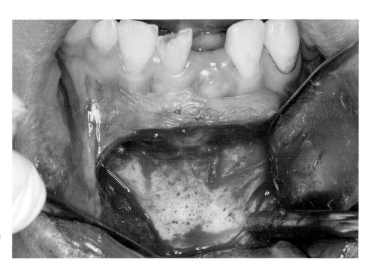

图 6-67　切开、翻瓣后，充分暴露术区

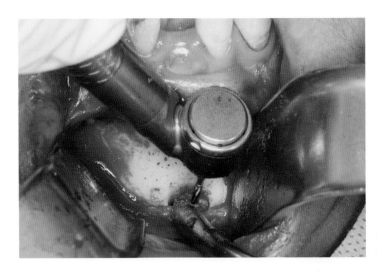

图 6-68 用切割钻在患牙唇侧表面去骨、开窗

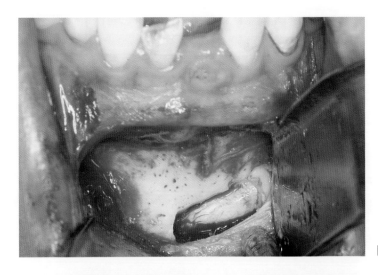

图 6-69 暴露患牙

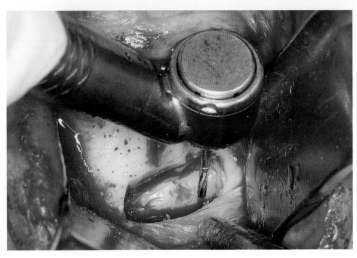

图 6-70 用切割钻切割患牙

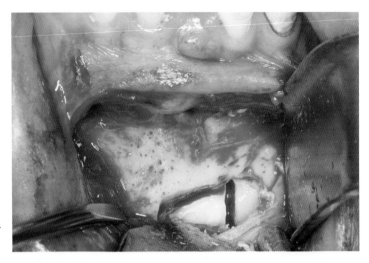

图 6-71　从患牙颈部处将患牙分为冠、根两部分

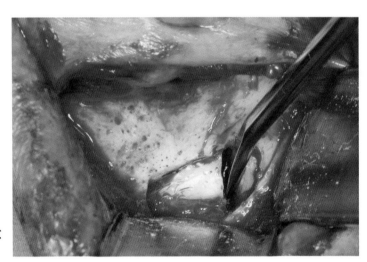

图 6-72　将牙挺插入切割间隙后挺松患牙牙冠

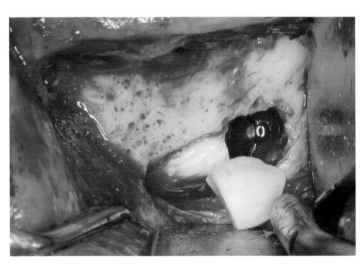

图 6-73　用吸引器(箭头示)吸出牙冠

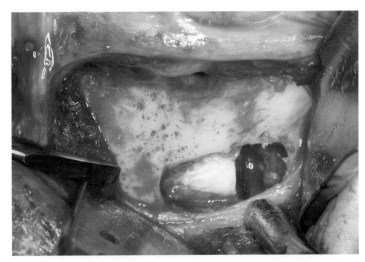

图 6-74 拔除牙冠后残留的牙根

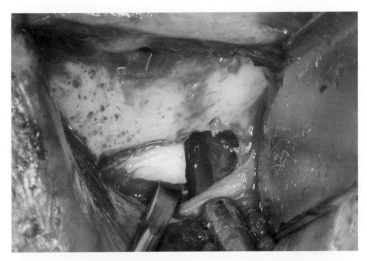

图 6-75 用牙挺挺松牙根后拔除

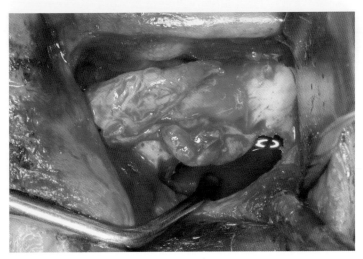

图 6-76 去除拔牙窝上方的牙瘤

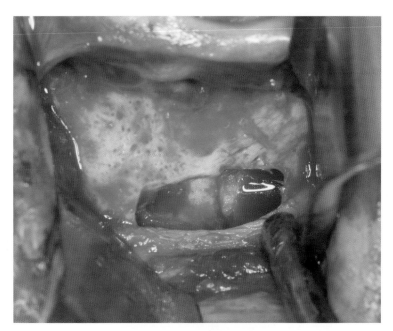

图 6-77　清理后的拔牙窝

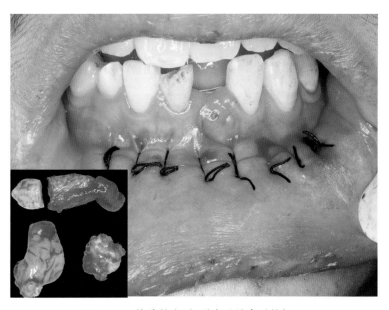

图 6-78　拔除的患牙、牙瘤及缝合后的切口

二、腭侧手术入路

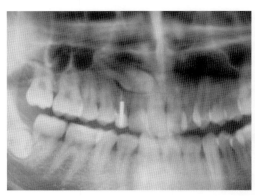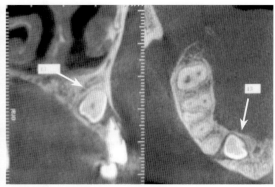

图 6-79　男性患者,23岁,需拔除埋藏13,患牙位于牙弓腭侧

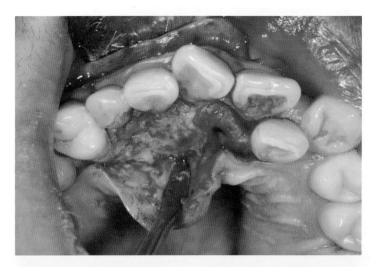

图 6-80　选择腭侧入路,袋形瓣切口,翻瓣、暴露骨面

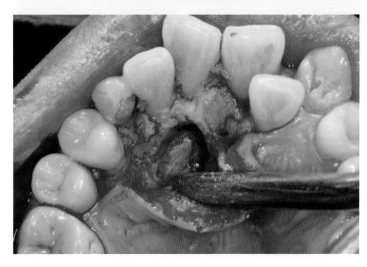

图 6-81　去骨后暴露13牙冠

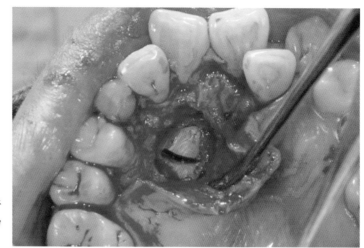

图 6-82 在牙冠最大周径与牙颈部之间用切割钻将患牙分为两部分

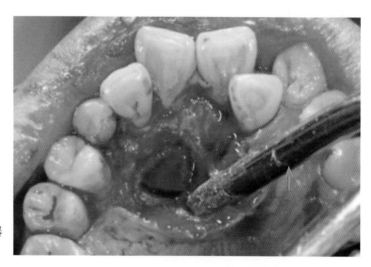

图 6-83 牙冠挺松后,用吸引器(箭头示)吸出牙冠

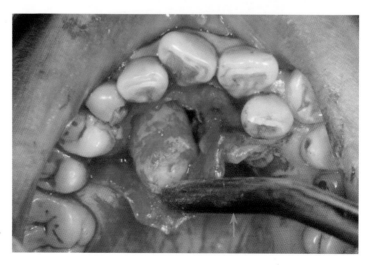

图 6-84 牙根处增隙后,挺松患牙,用吸引器(箭头示)吸出牙根

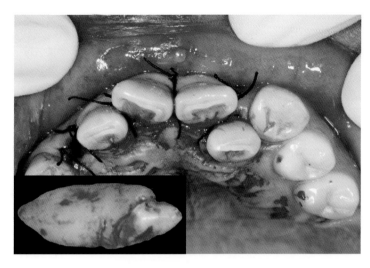

图 6-85　拔除的 13 及缝合后的切口

第三节　上颌前部埋藏额外牙的拔除

　　术前应根据临床及影像学检查明确额外牙在牙弓中的位置并确定手术入路。额外牙位于牙弓正中或唇侧时，可选择唇侧入路；位于牙弓腭侧时，可选择腭侧入路；对于埋藏位置较高、患牙大部分位于邻牙根尖上方时，无论患牙偏向牙弓唇侧或腭侧均可选用唇侧入路沿前庭沟的弧形切口。额外牙唇、腭侧入路的拔除方法同上颌阻生尖牙，本节仅介绍前庭沟切口方法（图 6-86~ 图 6-96）。

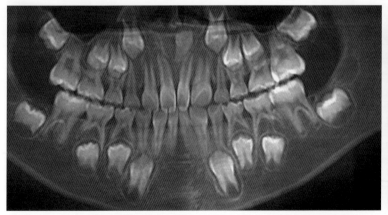
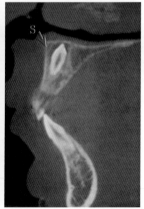

图 6-86　男性患者,7 岁,CBCT 示 11、21 根尖与鼻底之间有埋藏额外牙

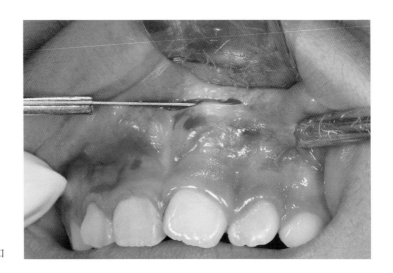

图 6-87 选择前庭沟弧形切口

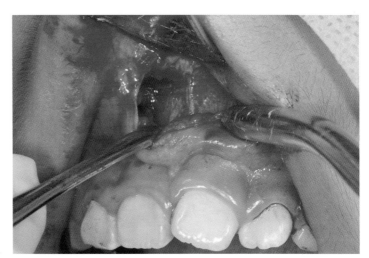

图 6-88 切开、翻瓣后暴露术区

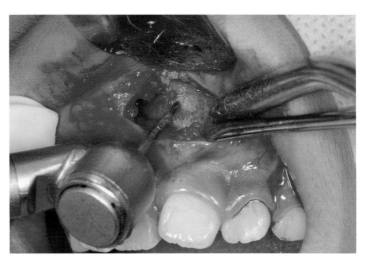

图 6-89 用切割钻在患牙表面去骨、开窗

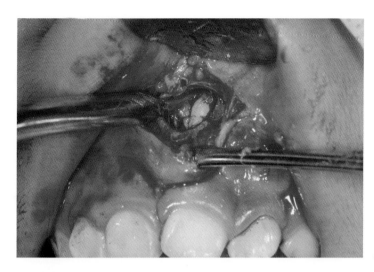

图 6-90　显露牙冠最大周径

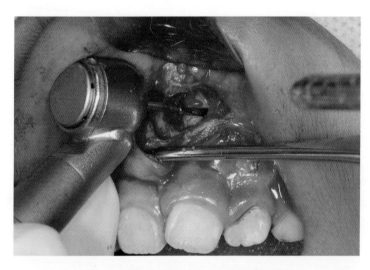

图 6-91　在牙颈部将患牙切割成冠、根两部分

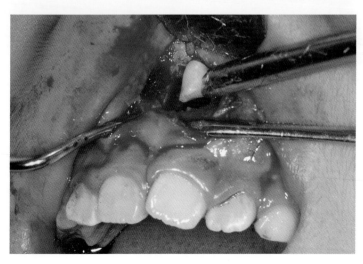

图 6-92　先拔除牙冠

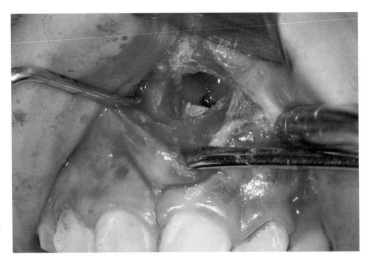

图 6-93　拔除牙冠后残留的牙根

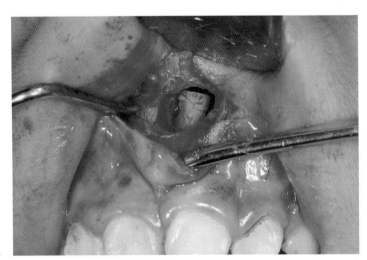

图 6-94　增隙后挺出牙根

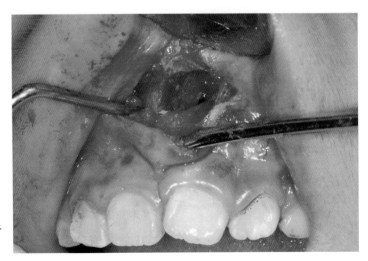

图 6-95　患牙拔除后的牙槽窝

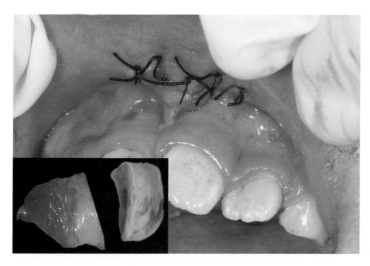

图 6-96 拔除的额外牙及缝合后的切口

第四节 阻生前磨牙的拔除

上颌阻生前磨牙拔除同上颌阻生尖牙,但拔除下颌阻生前磨牙时应注意保护颏神经(图 6-97~ 图 6-105)。

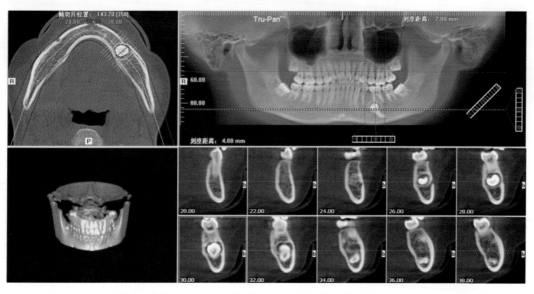

图 6-97 女性患者,15 岁,CBCT 示 35 埋藏阻生,略偏颊侧,其牙冠与 36 近中根关系密切

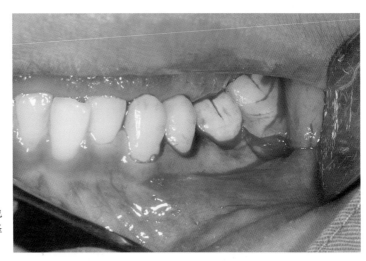

图 6-98　选择角形切口,为避免对颏神经的损伤,附加切口选择在 36 远中

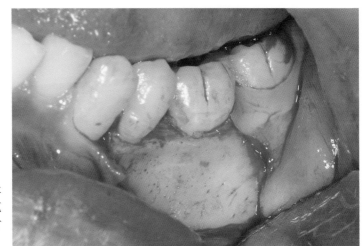

图 6-99　切开、翻瓣后暴露术区,为避免损伤颏神经,翻瓣范围不要到达 34 与 35 之间下方的颏孔区

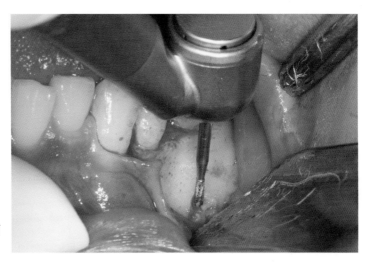

图 6-100　用切割钻在患牙表面去骨、开窗

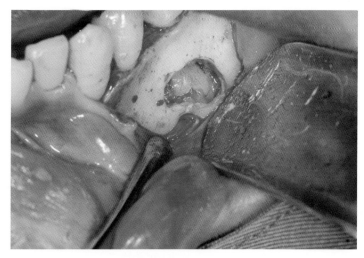

图 6-101　去骨后暴露牙冠

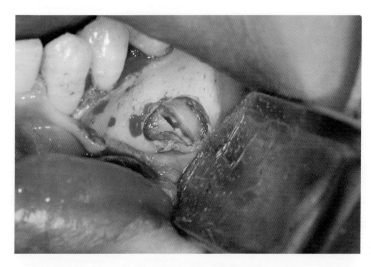

图 6-102　用切割钻将牙冠分为近、远中两部分

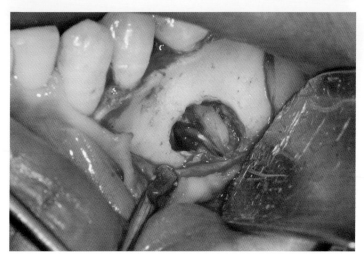

图 6-103　拔除牙冠近中部分

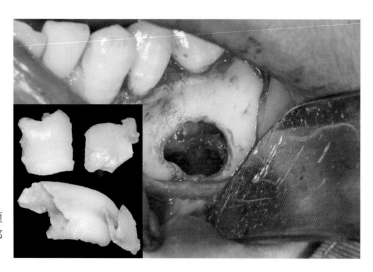

图 6-104　牙冠远中部分在牙颈部截断后,分别取出牙冠远中部分及牙根

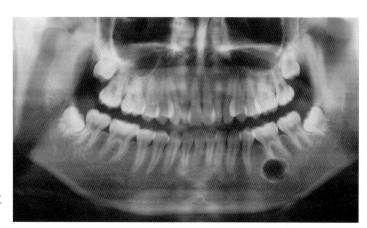

图 6-105　患牙拔除后全口牙位曲面体层 X 线片

（丁宇翔　王静娟）

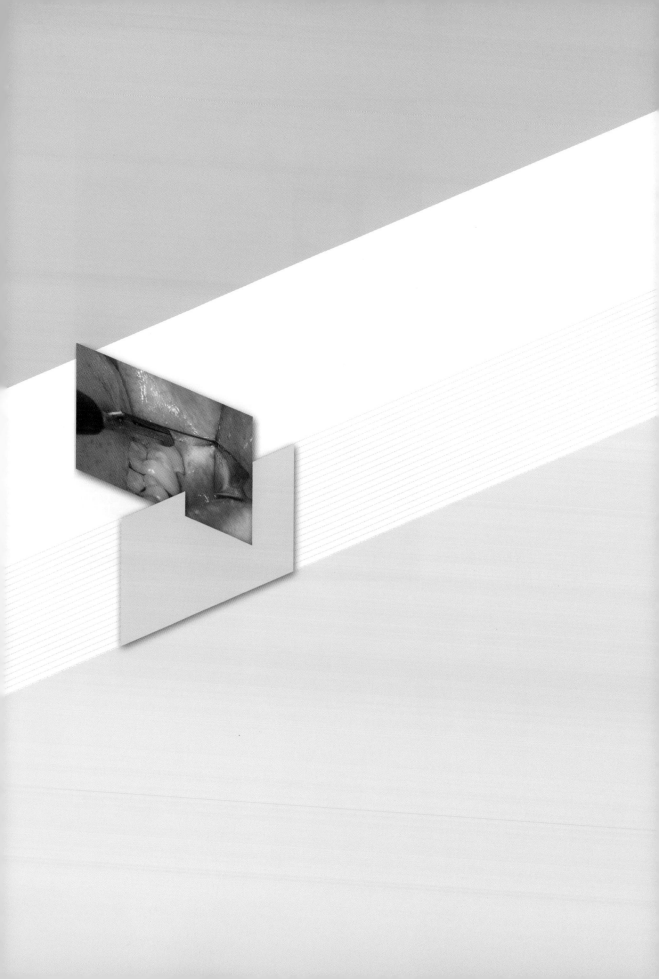

第七章

牙拔除术后即刻实施的
其他牙槽外科手术

　　随着科技的进步和口腔材料的发展，牙槽外科所涉及的领域越来越广泛，人们对口腔医疗保健的要求也越来越高。由于牙拔除术是有创的外科操作，还会导致患牙缺失而影响患者的口腔功能。为了尽早恢复缺失的功能，临床相继开展了患牙拔除后即刻实施其他手术以便及早恢复患牙的相关功能。目前常见的拔牙后即刻实施的相关牙槽外科手术主要包括：自体牙移植术、即刻种植术和拔牙位点保存术，这些手术的预后与前期牙拔除术的效果息息相关，对牙拔除术有着特殊的要求。本章对相关牙槽外科手术对前期牙拔除术的操作要求及技巧进行介绍，希望为临床工作者提供相关技术参考与指导。

第一节　牙拔除术后即刻自体牙移植术的操作技巧

　　自体牙移植术是指将患者没有功能的牙齿(如第三磨牙或异位生长的牙)完整取出后,移植至不能保留需要拔除牙齿的位置、应该正常萌出的位置或其他牙齿缺失的位置,以恢复患者牙弓形态完整、行使良好咬合等功能。自体牙移植术的操作步骤包括:拔除患牙、拔出供牙和移植供牙。在拔除患牙和供牙时,有不同的拔除要求及操作技巧。

一、拔 除 患 牙

　　由于患牙拔除后的牙槽窝是用于容纳无功能的可供移植的牙而恢复其正常的口腔功能,为保证供牙健康成活,在拔除患牙时要尽量减少患牙周围软硬组织的创伤,尽量保障牙槽窝及表面牙龈的完整性,尽量采用牙钳直接夹持牙冠将患牙拔除的方法。对于复杂的患牙,可切割后分块取出,不能使用切开、翻瓣的方法。为避免损伤患牙周围牙龈组织及牙槽骨,应尽量避免使用牙挺(牙挺仅用于切割间隙之间或分根)(图 7-1,图 7-2)。

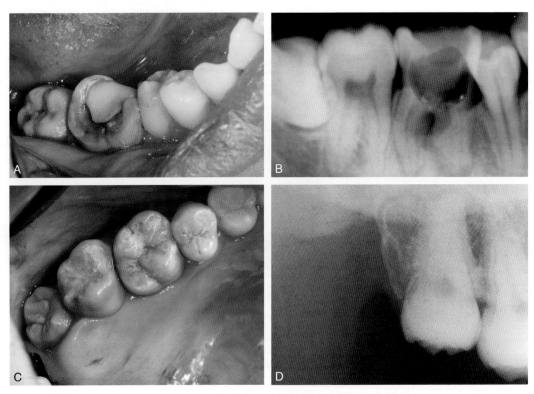

图 7-1　患牙和供牙的照片及 X 线片

A. 患者 46 大面积充填物,近中颊侧可见折裂线　B. X 线片示 46 龋坏累及根分叉且伴有纵折,无法保留,48 水平阻生　C. 18 牙冠形态良好,未见龋坏等牙体组织病变　D. X 线片示 18 牙根弯曲度较小,且发育完全,未见明显根尖周病变,故选择 18 作为供牙

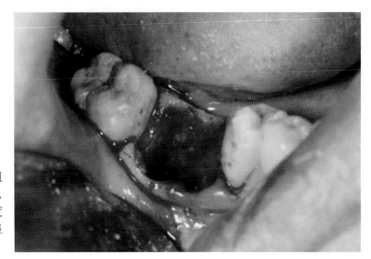

图 7-2　用切割法拔除患牙
为避免损伤患牙周围的软硬组织，采用切割的方法拔除患牙，可见受牙区牙槽骨高度和宽度足够，周围牙龈软组织未见明显炎症及损伤

二、拔 出 供 牙

　　拔出供牙时要尽量保护供牙及牙周膜。对萌出的供牙，应使用牙钳完整拔出，必要时用牙挺配合，用力要适中，避免夹碎牙冠或导致根折。对有阻力的供牙，应采用翻瓣以及大量去除牙槽骨的方法将供牙完整拔出，要避免采用增隙的方法，以免损伤牙根表面的牙周膜（图 7-3~ 图 7-6）。

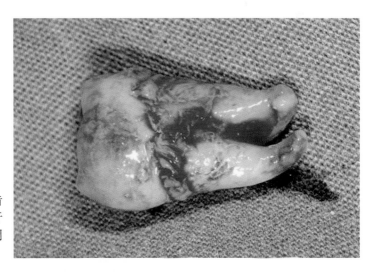

图 7-3　拔出的供牙，可见牙齿完整，为双根牙，根分叉较小、牙根弯曲度较小且牙根表面牙周膜健康完整

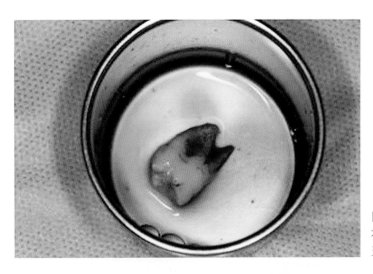

图7-4 拔出供牙后立即放入盛有生理盐水的容器中保存,避免牙周膜干燥变性

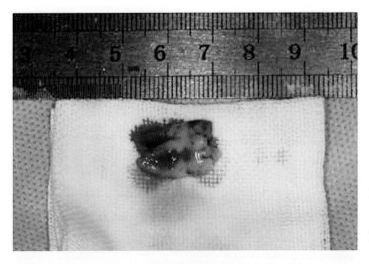

图7-5 供牙测量评估:用直尺或游标卡尺测量供牙牙冠近远中径和颊舌径宽度以及牙根长度,同时记录牙根形态、牙根发育情况以及牙周膜保存情况

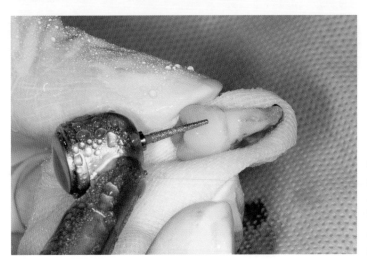

图7-6 体外离体治疗供牙:如果需要体外离体治疗供牙,则用生理盐水湿纱布包裹其牙根或牙冠后再行操作,手法应尽可能轻柔,以避免损伤牙周膜,同时应该注意减少供牙离体的时间、防止干燥以及避免污染

三、移植供牙

移植供牙见图 7-7~ 图 7-10。

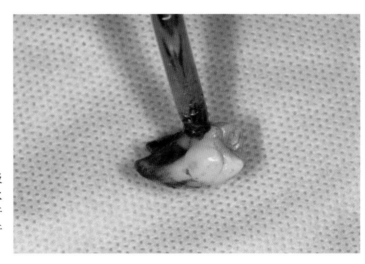

图 7-7　供牙试植：用吸引器吸取牙冠，将供牙从盛有生理盐水的容器中取出后直接放入受牙窝，试植后用牙钳夹持供牙的牙冠将供牙放回生理盐水中

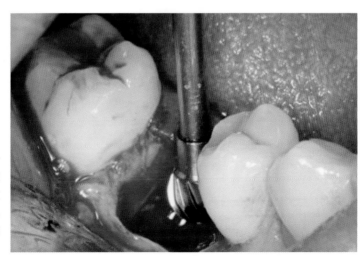

图 7-8　受牙窝预备：用咬骨钳、球钻或种植机等去除受牙区牙槽中隔，尽量保护牙槽窝底壁和侧壁的牙周膜；同时，要注意在移植时不能将供牙强行挤压入受牙窝，以免牙周膜受到机械性的损伤

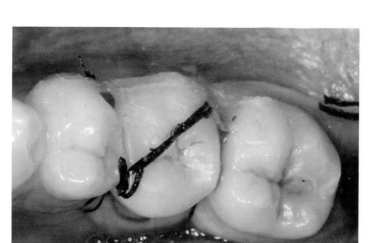

图 7-9 软组织黏膜瓣修整缝合及供牙固定:移植供牙入受牙区后,根据牙齿的固位、稳定、邻接和咬合关系等情况来旋转供牙。临床上,首先在供牙的近、远中分别做褥式缝合,然后再行固定。固定方法根据实际情况进行选择,主要有缝合固定、不锈钢麻花丝、纤维带和正畸片段弓。移植牙固定前后要反复检查、调整咬合关系以确保移植牙没有咬合干扰,常规使用咬合纸、咬合蜡片等来检查

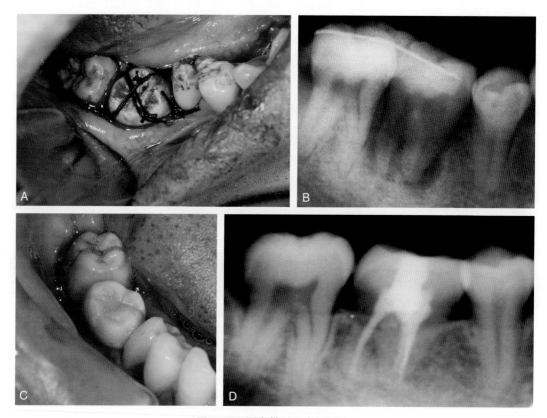

图 7-10 固定供牙及术后随访

A. 将供牙植入受牙区,缝合后与邻近第二磨牙行不锈钢麻花丝固定 B. 术后当日 X 线片 C. 术后 5 年供牙及周围软组织均愈合良好 D. 术后 5 年 X 线片示供牙根管治疗完善,根尖周未见明显异常,周围骨质愈合良好,牙槽骨高度明显增加

第二节　牙拔除术后即刻种植术的操作技巧

即刻种植是指患牙拔除后,立即在新鲜拔牙窝内植入种植体。即刻种植可将种植体植入理想的解剖位置、减少骨吸收、缩短治疗周期、有利于保持牙龈形态,获得理想的美学效果,但即刻种植对拔牙窝软、硬组织的要求很高,要求有足够的牙槽骨维持种植体的稳定性及完整的软组织满足后期修复的美学效果。为了达到以上要求,对此类患牙的拔除应遵循的原则是尽最大可能地保存牙槽骨、避免软组织的任何损伤。本节内容包括:即刻种植前患牙的拔除、前牙拔除后即刻种植、后牙拔除后即刻种植的操作技巧。

一、即刻种植前患牙的拔除

为避免拔牙窝周围软、硬组织损伤,确保牙槽骨的完整性,对能够夹持的患牙应使用牙钳并用可控的力量微创拔除。对于复杂牙可将患牙切割后拔除,为达到准确分割患牙的目的,术前应拍摄 X 线片并精确测定邻牙牙冠高度,通过 X 线片并以邻牙为对照,根据比例关系换算出患牙牙根实际长度及后牙牙槽嵴顶至髓室底的实际距离。根据计算结果,选取合适的切割钻分牙,但必须在不翻瓣、不去骨的情况下进行切割,且切割范围必须在牙体组织内。为避免牙挺挺松患牙时引起牙槽骨骨壁压缩、折裂及压迫牙龈组织,牙挺仅用于切割间隙之间或分根,采用切割分牙方法解除阻力后选择合适的牙钳拔除患牙(图7-11)。

二、前牙拔除后即刻种植

尽量用牙钳拔除患牙,如拔除困难时应根据 X 线片测算患牙长度及牙根的解剖特点,用切割钻沿颊舌向将患牙分割为近、远中两部分,切割深度达到根尖,切割不能超出患牙范围,为避免损伤唇、舌侧骨壁,应根据牙槽窝的解剖特点,随着切割深度的增加,切割的颊舌径逐渐减小,切割后分别挺松近中及远中部分牙根,用牙钳或吸引器取出患牙。植入种植体后,根据骨质缺损情况,决定是否需要植骨及引导骨组织再生技术(图 7-12~ 图7-18)。

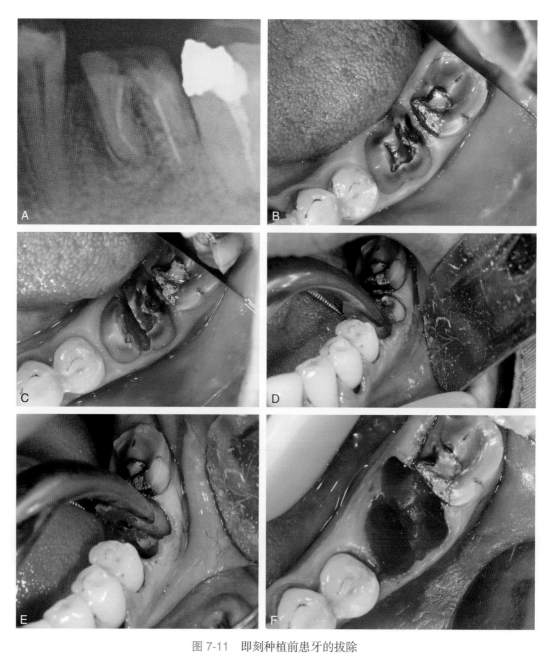

图7-11 即刻种植前患牙的拔除

A. X线片示36残冠,无法保留　B.口内照　C.精确切割分牙后挺松患牙牙根　D.用下颌根钳拔除近中根
E.用下颌根钳拔除远中根　F.患牙拔除后的牙槽窝软、硬组织损伤非常轻微

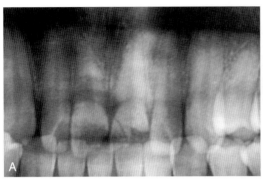
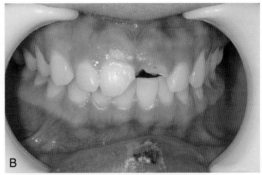
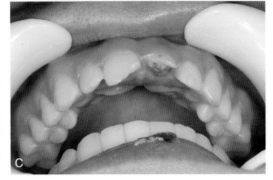

图 7-12　患者 21 外伤无法保留,拟拔除后即刻种植

A. X 线片示 21 冠折　B. 拔除折裂片后口内照(正面观)　C. 拔除折裂片后口内照(咬合面观),可见腭侧断端达龈下,无法保留;患牙断面较深,牙钳无法直接拔除患牙

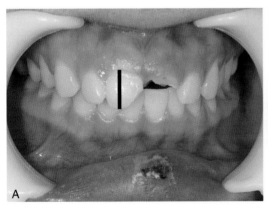
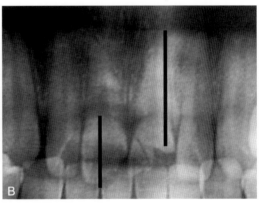

图 7-13　以邻牙为对照,测算患牙的真实长度

A. 口内测量 11 牙冠高度　B. X 线片测量 11 牙冠高度及 21 残冠长度

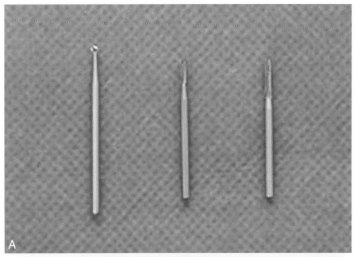

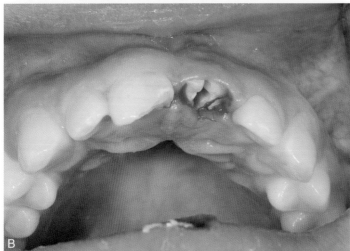

图 7-14 用切割法拔除 21
A. 根据计算结果选取合适的切割钻并标记 B.沿颊舌向将患牙分割为近、远中两部分后分别拔除

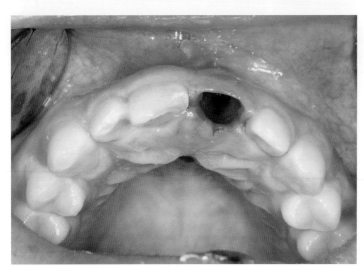

图 7-15 患牙拔除后,拔牙窝完整

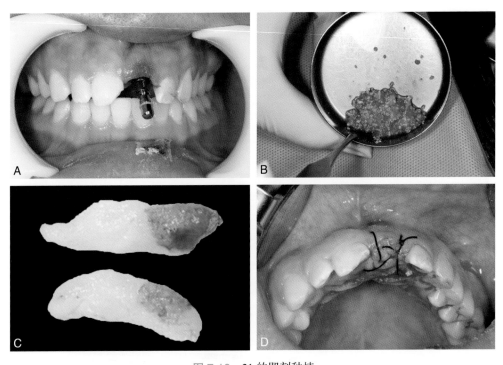

图 7-16　21 的即刻种植

A. 预备种植窝、植入种植体　B. 自体富含浓缩生长因子凝胶与骨粉混合　C. 富含浓缩生长因子膜
D. 自体富含浓缩生长因子凝胶与骨粉混合物充填、覆盖富含浓缩生长因子膜后缝合

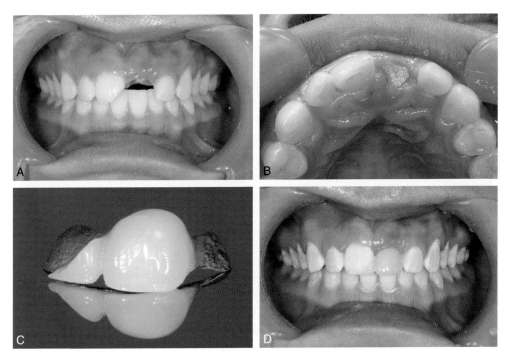

图 7-17　术后 9 天复诊伤口愈合情况

A. 口内照（正面观）　B. 口内照（咬合面观）　C. 临时修复体马里兰桥　D. 临时修复体就位

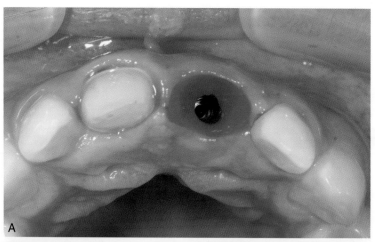

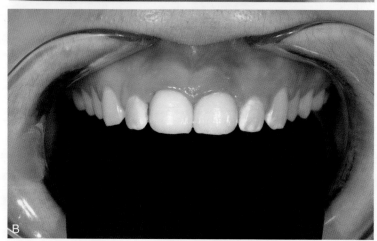

图 7-18　即刻种植最终修复
A.牙龈袖口形态良好　B.最终修复完成后口内照

三、后牙拔除后即刻种植

　　后牙为多根牙,应将患牙切割为多个单根后,再采用拔除单根牙的方法分别拔除。由于牙槽间隔的存在,使种植窝预备时容易偏离方向,因此,可在拔除患牙牙根前于多个牙根间进行先锋钻导向预备种植窝,以确保种植体植入的位置和方向与预定计划一致(图 7-19~ 图 7-26)。

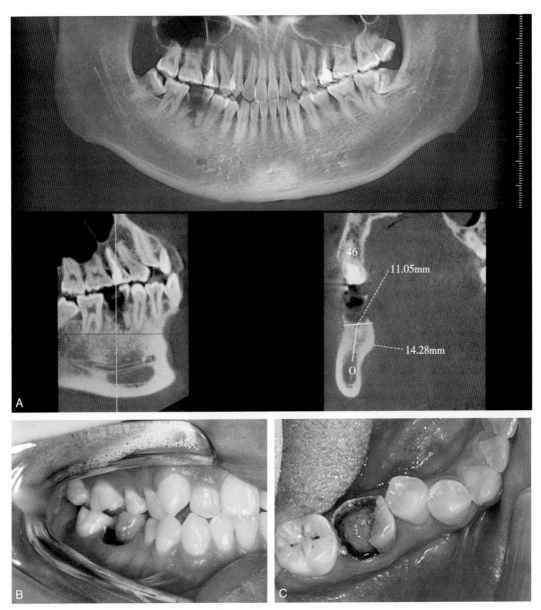

图 7-19　患者 46 残冠无法保留,拟拔除后即刻种植

A. CBCT 示 46 残冠,底穿,根分叉低密度影　B. 口内照(侧面观),46 牙体组织大面积缺损　C. 口内照(咬合面观),46 牙体组织缺损严重

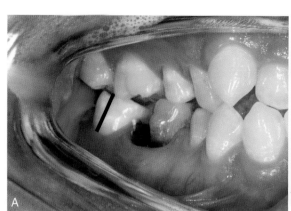
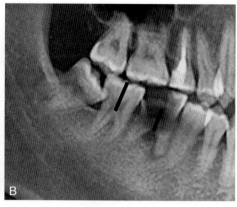

图 7-20　术前检查

A. 测量 47 牙冠高度　B. 在 CBCT 片上，通过 47 牙冠高度换算出 46 髓室底至根分叉的距离

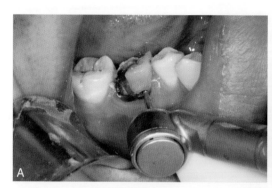
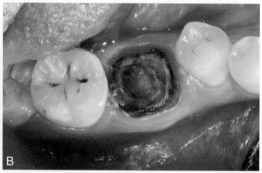

图 7-21　用切割钻去除 46 牙冠

A. 切割钻去除 46 牙冠　B. 去除牙冠后

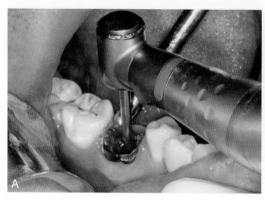
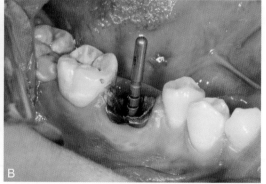

图 7-22　定点备洞

A. 根据术前计划在牙根间种植体植入区域定点备洞，先锋钻初级预备至预定深度　B. 测量杆检测预备的深度

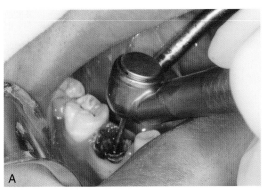
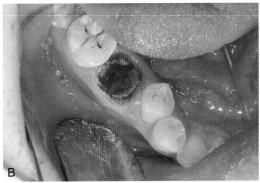

图 7-23　用切割法拔除患牙

A. 按照测量值在切割钻上标记出切割深度(髓室底与牙槽纵隔之间的高度)　B. 沿颊舌向将患牙分割为近、远中两部分后用牙钳分别拔除

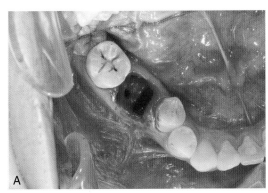
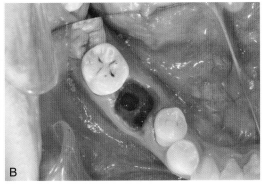

图 7-24　牙拔除后继续预备种植窝

A. 拔除患牙后的拔牙窝(牙槽中隔已有初期预备的种植窝)　B. 预备完成的种植窝

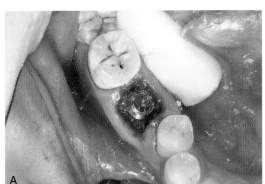
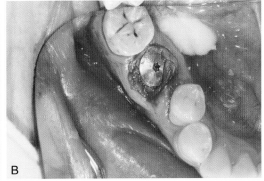

图 7-25　植入种植体、充填骨粉、CGF 膜覆盖拔牙创面

A. 植入种植体、充填骨粉　B. 愈合帽固定 CGF 膜

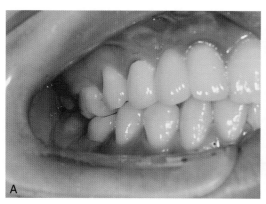
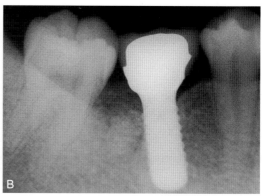

图 7-26　最终修复完成

A. 术后 6 个月最终修复完成　B. 术后 6 个月 X 线片示种植体形成良好骨结合

第三节　牙拔除术后即刻位点保存术的操作技巧

　　牙外伤及牙源性炎症是引起牙槽骨缺损或缺失最常见的口腔局部因素,如果缺损太多会影响后期的种植及美观。患牙拔除后同期行引导骨组织再生技术,是目前临床上最常见的保持牙槽嵴高度和宽度的方法。此类患牙由于牙槽骨的缺损拔除并不困难,但为了保证位点保存手术的成功率,拔除患牙后应彻底清理拔牙窝内的异物、炎性肉芽组织及死骨,并用生理盐水冲洗拔牙窝,直至可见拔牙窝骨壁且有新鲜血液从骨壁中渗出。充填骨粉时,为达到理想的成骨效果,应避免严密填塞,骨粉应与自体血液或血液制品混合后充填,充填量应达到两侧牙槽嵴顶高度。为使成骨在稳定情况下进行,生物膜的屏障作用尤为重要,术中需将屏障膜固定于软组织瓣与牙槽骨骨壁之间,由于翻瓣会加重术区的骨吸收,因此,翻瓣范围应尽可能小,但又能稳定地固定屏障膜(图 7-27~ 图 7-38)。

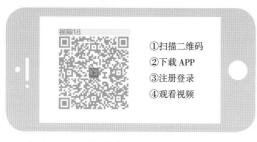

①扫描二维码
②下载 APP
③注册登录
④观看视频

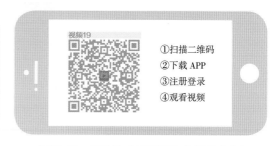

①扫描二维码
②下载 APP
③注册登录
④观看视频

视频 18　牙拔除术后即刻位点保存术(1)　　　　　视频 19　牙拔除术后即刻位点保存术(2)

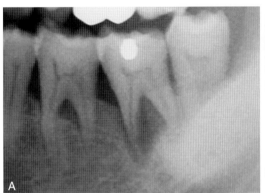

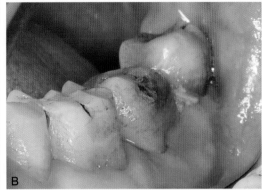

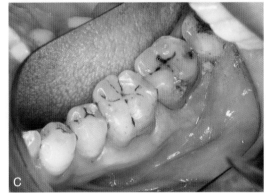

图 7-27　患者 37 无法保留,拟拔除后行位点保存术

A. X 线片示 37 牙近中根及根分叉处骨质吸收破坏明显,据此评估骨质缺损情况,选择合适规格的骨粉及生物膜　B.口内照(颊侧观)　C.口内照(咬合面观)

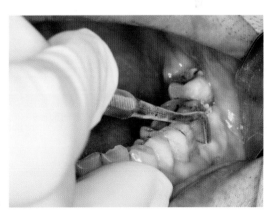

图 7-28　分离牙龈

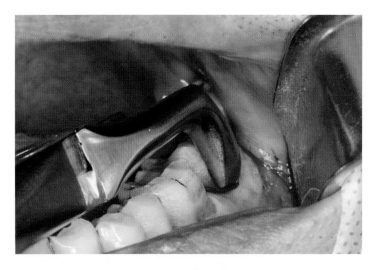

图 7-29　牙钳就位

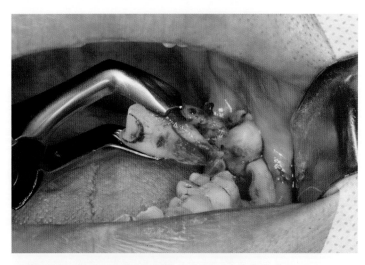

图 7-30　八字旋转法拔除 37

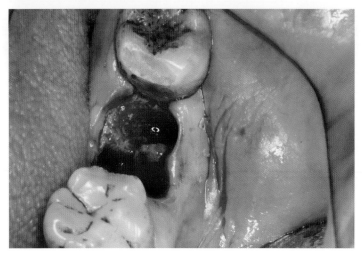

图 7-31　37 拔牙窝

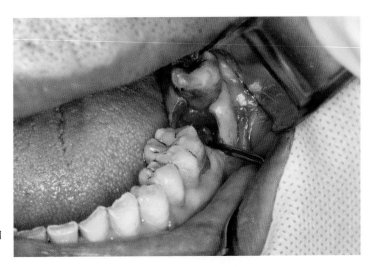

图 7-32　刮匙清理 37 拔牙窝内炎性肉芽组织

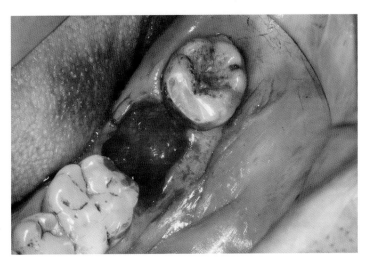

图 7-33　彻底去除肉芽组织后的 37 拔牙窝

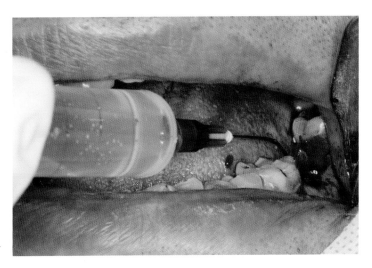

图 7-34　生理盐水冲洗 37 拔牙窝

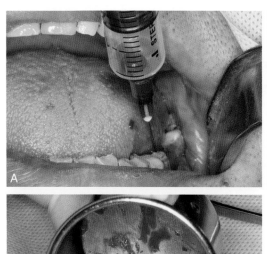

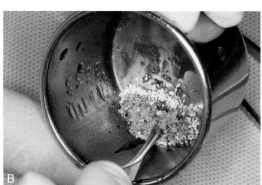

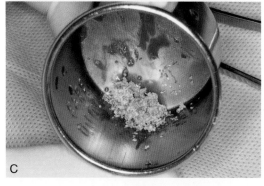

图 7-35　自体血液与骨粉混合
A.空针抽取 37 拔牙窝内新鲜血液　B.将骨粉与适量自体血液混合　C.骨粉与自体血液混合物

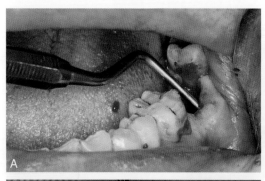

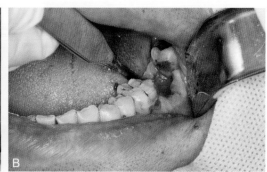

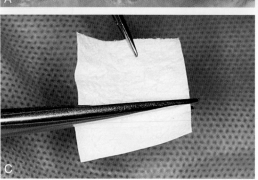

图 7-36　颊舌侧黏骨膜潜行分离,并修剪屏障膜
A.分离颊侧黏骨膜　B.分离舌侧黏骨膜　C.根据拔牙窝形态及大小修剪屏障膜

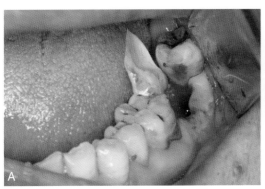

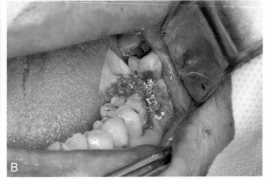

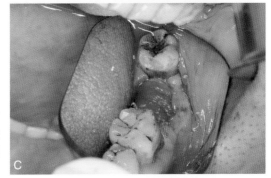

图 7-37　放置屏障膜后,拔牙窝植骨

A. 将屏障膜一端固定于舌侧黏骨膜与骨壁之间

B. 充填骨粉与血液混合物达两侧牙槽嵴顶高度

C. 屏障膜平整覆盖植骨区后将另一端固定于颊侧黏骨膜下

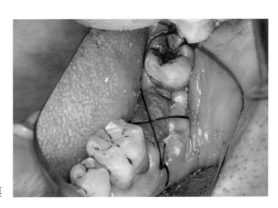

图 7-38　8 字法复位缝合伤口,并固定屏障膜

(侯锐　杨霞　王静娟)

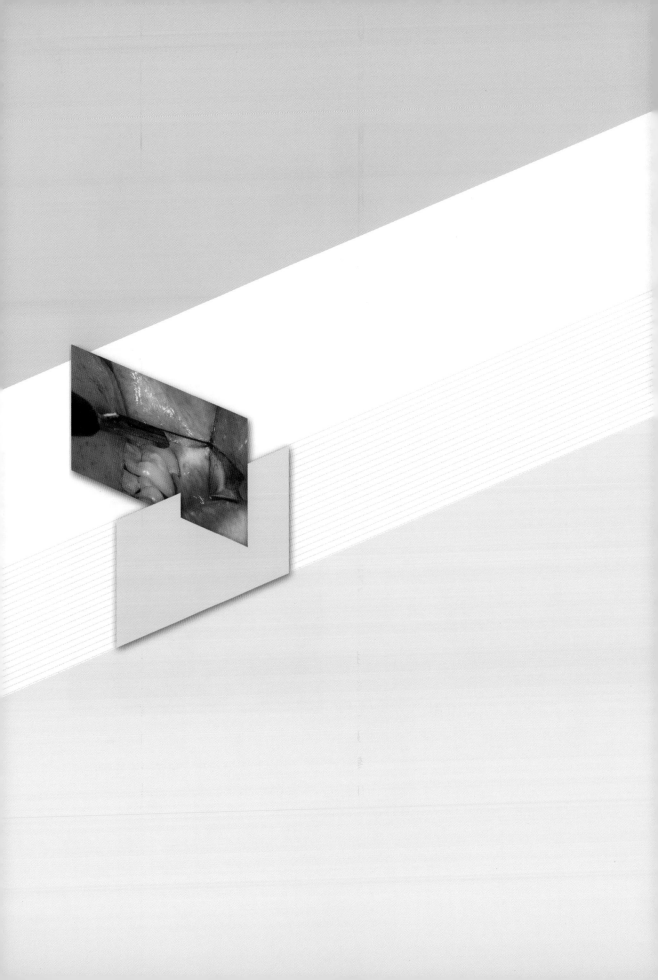

第八章

拔牙并发症

　　拔牙并发症根据发生时间分为术中并发症和术后并发症。术中并发症包括神经损伤(下颌神经、颏神经、舌神经、颊神经、鼻腭神经和腭大神经等)、口腔上颌窦穿通、断根、牙齿或牙根移位、软组织损伤、骨组织损伤、出血、颞下颌关节损伤、牙根进入呼吸道或消化道;术后并发症包括出血、疼痛、肿胀等。而掌握拔牙并发症发生的原因及预防方法是最重要的内容。本章将针对各种并发症的处理原则分别进行阐述。

第一节 神 经 损 伤

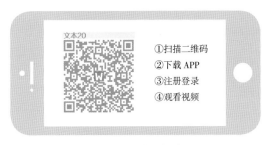

文本 20 神经损伤

①扫描二维码
②下载 APP
③注册登录
④观看视频

临床最常见并可能造成长期感觉功能影响的神经损伤为下牙槽神经、舌神经、颏神经;鼻腭神经、颊神经也可能在手术过程中损伤,但可迅速恢复,一般不产生显著的感觉功能影响。一旦发生神经损伤应尽早进行保守治疗;如因异物(移位的牙根、牙齿、骨片,充填的骨蜡、牙胶尖、断针等)压迫神经造成的神经损伤,应尽早取出异物的同时进行保守治疗;如因切割等原因导致神经连续性中断或大部中断者,需尽早外科手术吻合的同时进行保守治疗。保守治疗的方法包括:药物治疗、高压氧治疗、局部理疗、中医疗法、针灸治疗及感觉再训练等(图 8-1~ 图 8-3)。

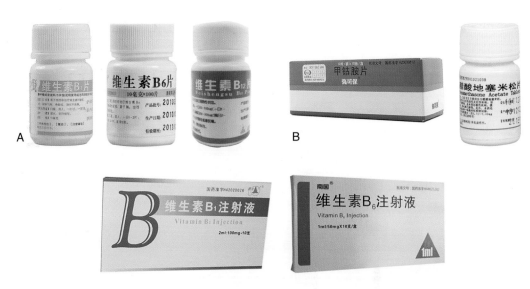

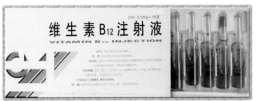

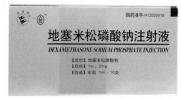

图 8-1 几种常见的药物治疗方法

A. 口服维生素 B_1、B_6、B_{12} 片 B. 口服甲钴胺片、地塞米松片 C.注射维生素 B_1、B_6、B_{12} 及地塞米松注射液

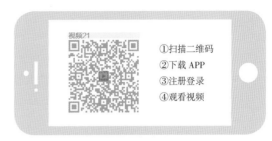

视频 21 拔除牙根紧贴下颌管的患牙

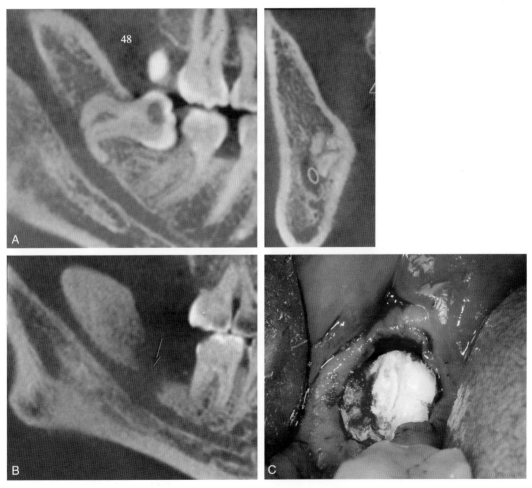

图 8-2 48 阻生牙拔除后神经外露的处理

A. 术前 CBCT 示 48 牙根紧贴神经管　B. 拔除 48 后 CBCT 示下颌管上壁连续性中断,拔牙窝渗出的血液可直接压迫下颌管内的神经血管束,可引起右下唇感觉缺失　C. 术后即刻在牙槽窝内置入可吸收胶原塞,既可减轻局部渗血形成的血肿对神经血管束的压迫,还可预防食物残渣等落入牙槽窝内导致的不适;该患者置入可吸收胶原塞后未发现下唇麻木症状

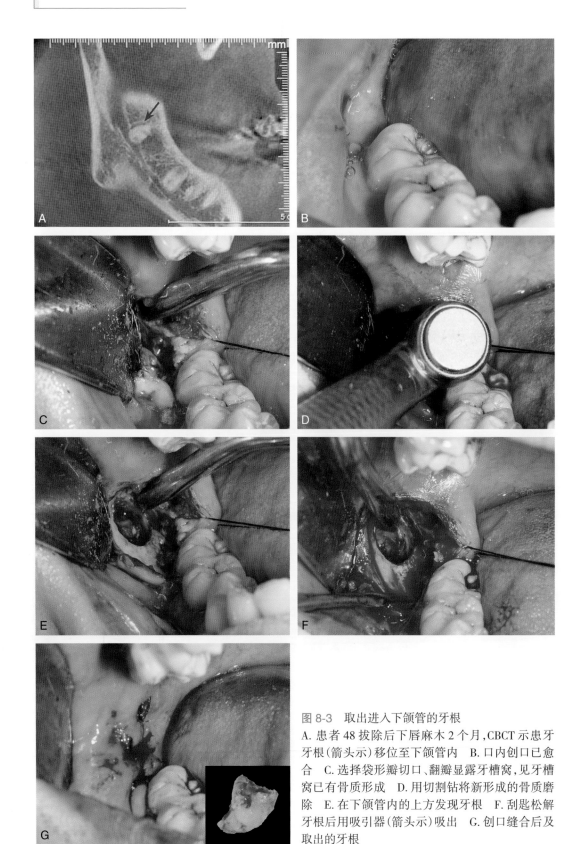

图 8-3　取出进入下颌管的牙根
A. 患者 48 拔除后下唇麻木 2 个月,CBCT 示患牙牙根(箭头示)移位至下颌管内　B. 口内创口已愈合　C. 选择袋形瓣切口、翻瓣显露牙槽窝,见牙槽窝已有骨质形成　D. 用切割钻将新形成的骨质磨除　E. 在下颌管内的上方发现牙根　F. 刮匙松解牙根后用吸引器(箭头示)吸出　G. 创口缝合后及取出的牙根

第二节　牙或牙根移位

拔牙操作不当可引起牙或牙根移位进入软组织间隙、上颌窦、下颌神经管、呼吸道及消化道等,对移位的牙或牙根首先用影像学手段进行定位,然后即刻或转诊至上级医院尽早取出,如条件受限也可待移位牙或牙根位置固定后再择期取出。术前及术后应预防性使用抗生素。进入下颌管的处理详见本章第一节,进入呼吸道及消化道的处理详见《标准拔牙助手操作图谱》一书的第八章。

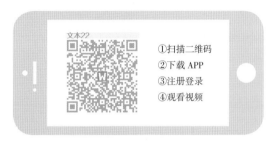

文本 22　牙或牙根移位

一、进入黏骨膜下间隙

通常可触及移位至黏骨膜下的患牙或牙根,根据其位置高低选择合适的组织瓣(为更好地显露术野,多选择三角瓣或梯形瓣),切开、翻瓣,也可直接将移位患牙表面的黏骨膜切开或将患牙推回牙槽窝,显露移位的患牙,用吸引器将其吸出或用刮匙从患牙底部向浅部刮出。

二、进入颊间隙

用手指触及移位患牙后,在腮腺乳头下方的黏膜作水平切口,钝性分离至患牙,用骨膜分离器或刮匙取出患牙后缝合伤口(切开、分离、缝合时需避免损伤腮腺乳头及导管)(图 8-4)。

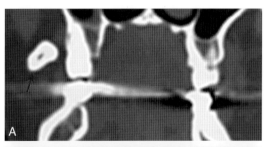

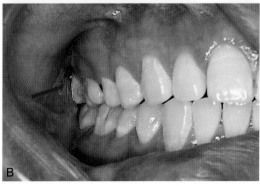

图 8-4　取出进入颊间隙的患牙
A. 螺旋 CT 示 18 移位进入颊间隙(箭头示)　B. 在腮腺乳头下方的黏膜作水平切口(红线示),显露患牙后取出

三、进入颞下间隙

从第一磨牙近中沿牙龈沟切开至上颌结节后缘,在第一磨牙近中处作垂直减张切口,翻瓣显露颞下间隙,钝性分离发现患牙后用刮匙或牙挺向殆方用力取出,或充分分离患牙后用吸引器将其吸出,复位组织瓣后缝合创口(翻瓣后切忌锐性分离或撕扯软组织以免损伤翼丛静脉,发现患牙后切忌向上方用力以免将患牙推向更深的部位)(图 8-5)。

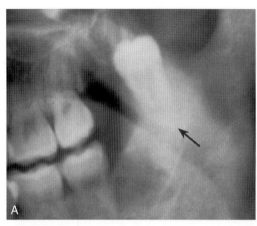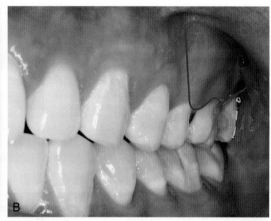

图 8-5 取出进入颞下间隙的患牙
A. X 线片示 38 移位至颞下间隙(箭头示) B. 采用三角瓣切口(红线示),翻瓣显露颞下间隙,钝性分离暴露患牙后取出

四、进入咽旁间隙

首先用手指触摸到移位的牙齿或牙根对应的黏膜位置,防止进一步移位,如果是上颌第三磨牙移位,应在舌腭弓前 1cm 处平行舌腭弓切开黏膜,如果是下颌第三磨牙移位应在原切口基础上继续向远中扩展至舌腭弓前,钝性分离,显露牙或牙根,用刮匙游离患牙后吸引器吸出,缝合创口(切口不能过深,切开后不能锐性分离,以免引起致命大出血)(图 8-6)。

五、进入舌下或翼下颌间隙

在原切开的基础上继续向远中切开,沿舌侧牙龈沟向近中扩大切口,深达骨膜下,沿舌侧骨壁表面剥离舌侧黏骨膜瓣,注意保护舌侧黏骨膜瓣内的舌神经等重要结构,显露骨质破坏部位和移位牙或牙根,稳定夹持,轻柔剥离周围组织并取出(为避免操作时将移位的患牙推向更深的部位,助手应用手指在下颌骨下缘舌侧向上顶住患牙),小的断根可直接用吸引器取出,冲洗创口后复位缝合(图 8-7)。

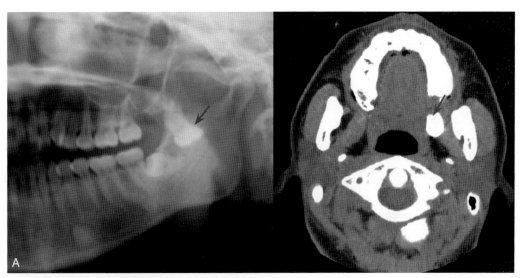

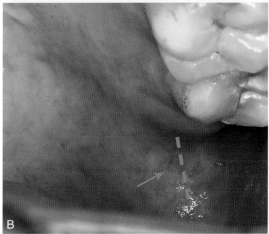

图 8-6 取出进入咽旁间隙的患牙
A. 影像学检查显示 28 移位至咽旁间隙(箭头示) B. 在舌腭弓前 1cm 处平行舌腭弓切开黏膜(箭头及虚线示)、钝性分离显露患牙后用吸引器取出

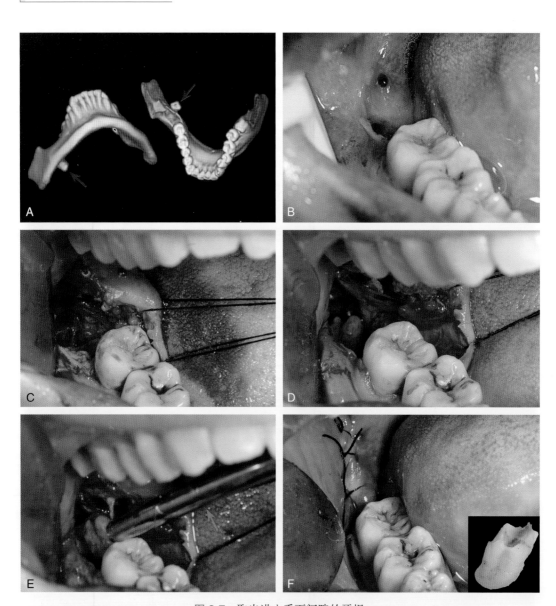

图 8-7　取出进入舌下间隙的牙根

A. 患者 48 拔除后 2 个月,螺旋 CT 三维重建示 48 牙根移位至舌下间隙(箭头示)　B. 口内拔牙创已愈合
C. 在原切口处切开、翻瓣显露牙槽窝,见牙槽窝已形成骨性组织　D. 沿舌侧牙龈沟扩大切口并沿舌侧骨
壁表面翻开舌侧软组织瓣,发现移位的牙根　E. 用吸引器(箭头示)将牙根吸出　F. 创口缝合后及取出的
牙根

六、进入上颌窦

　　采用三角瓣切口,显露上颌窦骨壁。如牙根位于上颌窦黏膜下方,可在移位牙根部
位的颊侧骨壁开窗,显露患牙后,用吸引器吸出;如牙根完全进入上颌窦,在上颌窦前壁开
窗,将吸引器置于窗口吸出患牙,穿孔处的牙槽窝填塞胶原塞,形成的骨窗无需处理或覆
盖生物膜,将软组织瓣复位后严密缝合,术前及术后需预防性使用抗生素(图 8-8)。

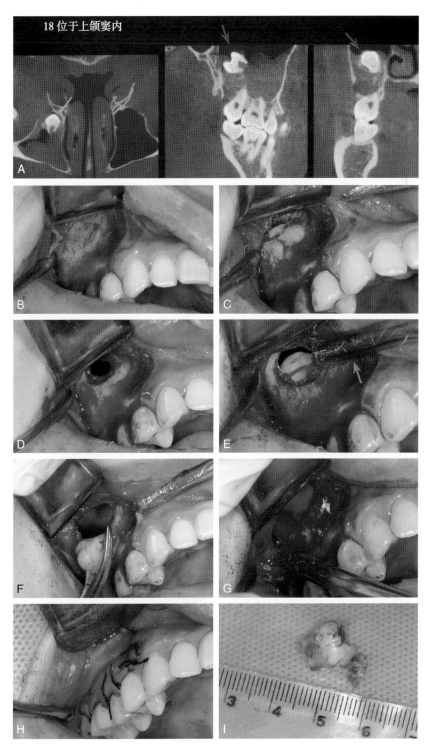

图 8-8　取出进入上颌窦的牙根

A. CBCT 示 18 移位至上颌窦内　B. 行角形切口，翻开软组织瓣，显露上颌窦外侧骨壁　C. 用切割钻去骨、开窗显露上颌窦　D. 形成的骨面窗口　E. 将吸引器（箭头示）放入窗口吸出患牙　F. 夹持器械取出 18　G. 上颌窦开窗处覆盖生物膜片　H. 软组织瓣复位后严密缝合伤口　I. 取出的 18

第三节　口腔上颌窦穿孔及上颌窦瘘

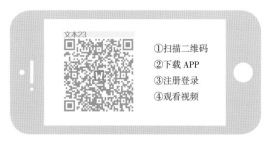

文本 23　口腔上颌窦穿孔及上颌窦瘘

①扫描二维码
②下载 APP
③注册登录
④观看视频

　　口腔上颌窦穿孔是指由于软组织和骨组织损伤导致口腔与上颌窦腔之间形成交通性孔道。如上颌窦穿孔未及时处理导致上颌窦与口腔之间形成上皮瘘管称为上颌窦瘘。因此，一旦发生上颌窦穿孔应立即处理（填塞胶原塞），以免导致上颌窦瘘，若发生上颌窦瘘则必须在控制炎症的状态下用生理盐水经瘘口彻底清洗上颌窦，用刮匙彻底刮除瘘管表面的上皮组织后填塞胶原塞或用各种组织瓣或生物材料（自体骨、异种组织、人工合成材料等）修复（图8-11）。以上操作的围手术期应预防性使用抗生素。

一、口腔上颌窦穿孔

　　口腔上颌窦穿孔后如果上颌窦健康，可在牙槽窝内置入胶原塞等可降解吸收生物材料充填物，再缝合牙龈固定充填物即可，最好不要使用纱条或其他不可吸收材料充填牙槽窝内；如果发生穿孔并伴有明显的上颌窦炎症应首先用生理盐水对上颌窦进行冲洗至冲洗液清亮，然后在牙槽窝填塞胶原塞并缝合固定，鼻腔给予盐酸麻黄碱及抗生素滴鼻液（图8-9，图8-10）。

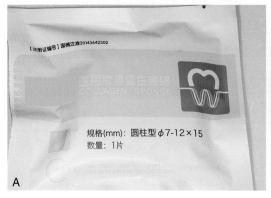

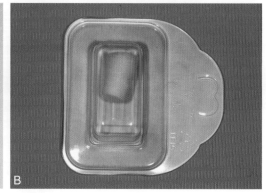

图 8-9　胶原塞
A. 外包装　B. 内包装

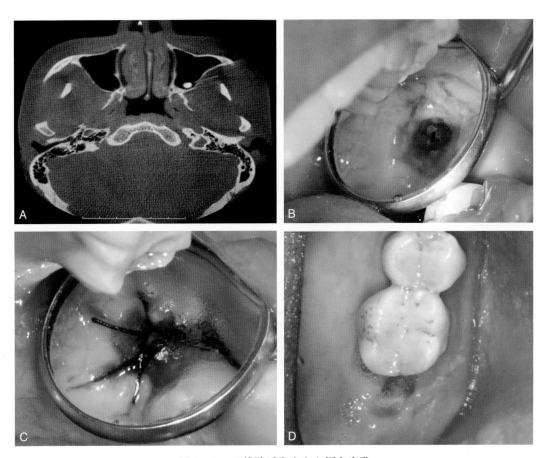

图 8-10　28 拔除后发生左上颌窦穿孔

A. 螺旋 CT 示 28 牙根与上颌窦底穿通（箭头示）　B. 口内可见左上颌窦穿孔　C. 使用胶原塞填塞拔牙窝并缝合　D. 拔除 10 天后拆线，伤口愈合良好

二、口腔上颌窦瘘

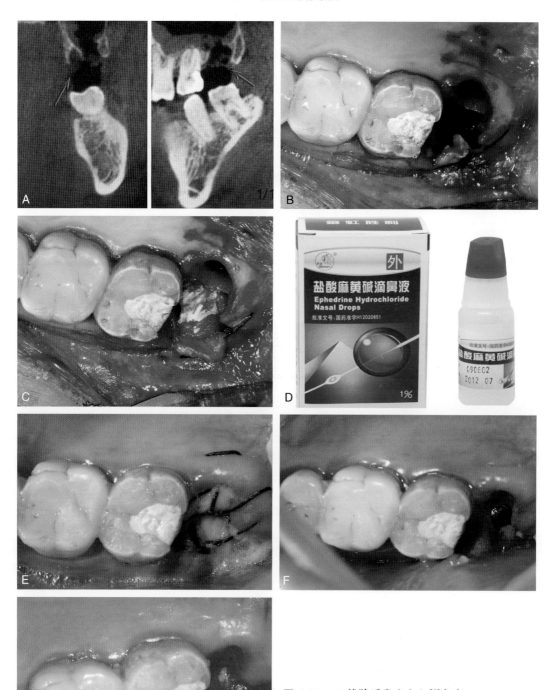

图 8-11　28 拔除后发生左上颌窦瘘

A. CBCT 示左上颌窦底连续性中断,左上颌窦炎
B. 口内拔牙创用生理盐水冲洗至无脓液溢出　C. 拔牙窝内填塞胶原塞,缝合　D. 术后使用滴鼻液控制渗出　E、F. 7 天后复诊拆线　G. 术后 1 个月,上颌窦瘘症状消失

第四节　软、硬组织损伤

软组织损伤包括切割伤、撕裂伤、穿刺伤、磨切伤、挫裂伤等;硬组织损伤包括牙槽骨折裂、颌骨骨折等。

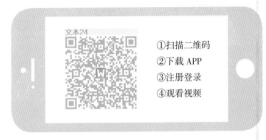

①扫描二维码
②下载 APP
③注册登录
④观看视频

文本 24　软、硬组织损伤

一、软组织损伤

较浅的切割伤可待其自行愈合,较深的切割伤应对位缝合。撕裂伤处理原则与切割伤相同,如较重的撕裂伤导致知名血管破裂时,需采用缝扎、结扎充分止血后再缝合;如刺伤仅限于黏膜,不予缝合,若创口较深,为避免继发感染,不作严密缝合;仅限于黏膜表面的磨切伤、擦伤、口角拉伤等,用金霉素软膏(口内黏膜可用口腔贴膜)涂覆止痛即可,如裂口明显,应缝合创口(图 8-12~ 图 8-14)。

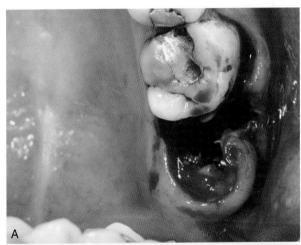

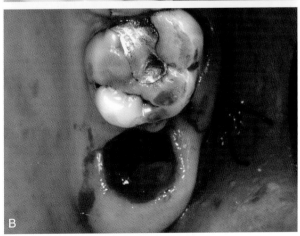

图 8-12　拔牙导致牙龈撕裂
A. 拔除 27 死髓牙导致牙龈撕裂
B. 对伤口进行缝合

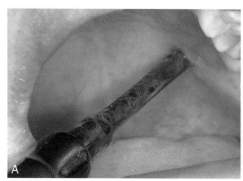

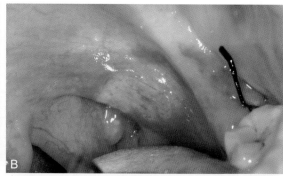

图 8-13 拔牙时牙挺滑脱,导致黏膜损伤
A. 拔除上颌后牙时,牙挺滑脱造成腭黏膜损伤
B. 术后形成创伤性溃疡面 C. 给予贴膜药物
及含麻醉药成分的漱口液

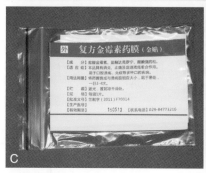

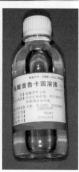

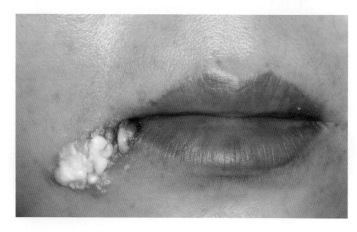

图 8-14 口角拉伤后使用金霉
素软膏涂覆止痛

二、硬组织损伤

发生牙槽骨折裂,若折断的牙槽骨与软组织相连,应缝合软组织后复位牙槽骨;若折断的牙槽骨与软组织分离,应将患牙和粘连的牙槽骨同时去除(图 8-15)。牙槽骨折断后造成局部锐利的骨壁或骨尖,用切割钻或骨锉去除。出现颌骨骨折,如果移位不明显用弹性绷带固定,如移位明显应口内切开后微型夹板固定(图 8-16)。

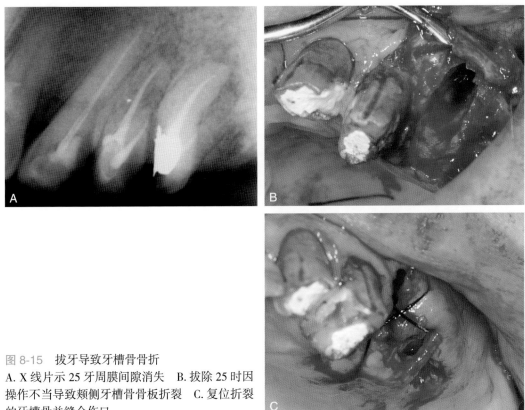

图 8-15 拔牙导致牙槽骨骨折
A. X 线片示 25 牙周膜间隙消失 B. 拔除 25 时因操作不当导致颊侧牙槽骨骨板折裂 C. 复位折裂的牙槽骨并缝合伤口

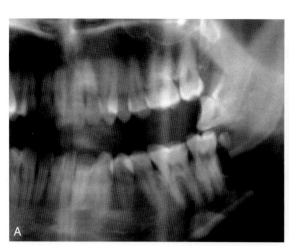
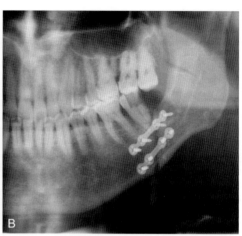

图 8-16 拔牙导致下颌骨骨折
A.拔除阻生 38 时因操作不当导致左下颌骨骨折　B.行左下颌骨坚固内固定术

第五节　邻牙与对骀牙损伤、关节损伤及断根

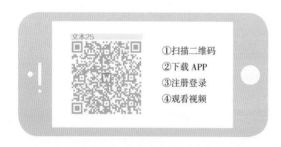

①扫描二维码
②下载 APP
③注册登录
④观看视频

文本 25　邻牙、对骀牙及颞下颌关节损伤

拔牙过程中暴力操作及保护不当可引起邻牙及对骀牙损伤,包括牙松动、牙折断、牙移位等;由于术中过度张口及拔牙用力不当可引起颞下颌关节损伤,包括张口受限、颞下颌关节软组织损伤等。出现牙折裂,如未暴露牙髓可采用局部粘接或冠修复,牙髓暴露无明显炎症应采用保髓治疗后修复,牙髓损伤严重应根管治疗后修复。出现牙松动可适当降低咬合,必要时可采用弹性钢丝粘接固定 4 周。出现牙移位应先将患牙充分复位,恢复正常咬合关系后固定 4 周,必要时行牙髓治疗。发生颞下颌关节脱位应立即复位并用绷带或弹性绷带做暂时制动、固定 2 周(图 8-17)。对颞下颌关节软组织损伤的患者在 2 周内进流食,避免大张口,每天对关节区进行 3 次以上热敷并可辅助使用非甾体类抗炎药(阿司匹林、布洛芬等)。发生断根,如断根无炎症且小于 3mm 可不予处理,大于 3mm 的断根应通过切割、增隙取出,如断根紧邻上颌窦或下颌神经,也可采用外科专用加长球钻将断根磨除(图 8-18)。

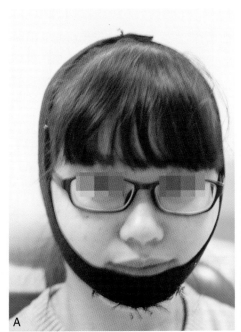
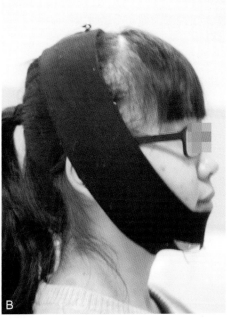

图 8-17　因拔牙导致颞下颌关节脱位后立即复位并用弹性绷带固定
A.正位　B.侧位

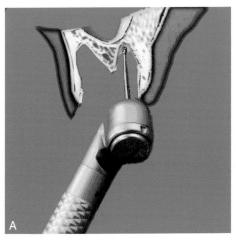
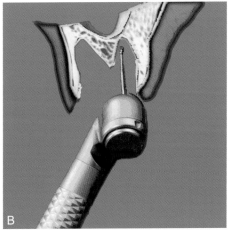

图 8-18　拔除上颌第一磨牙断根，由于断根紧邻上颌窦，采用外科专用加长球钻将残根磨除
A.磨除前　B.磨除后

第六节 出 血

拔牙导致的出血可分为术中出血和术后出血两种,术后牙槽窝少量出血的处理详见《标准拔牙助手操作图谱》一书中第七章。本节主要介绍术中出血及术后严重出血的处理方法。

视频 26 拔除伴有血液系统疾病的老年患者 17 残根

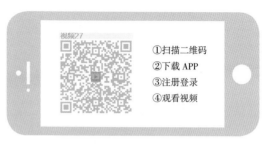

视频 27 拔除肌咬合力下降的老年患者 17

一、术 中 出 血

术中出血是指牙拔除过程中发生的明显出血,应立即牙槽窝内压迫止血,并对可见断裂血管进行结扎,待出血明显减少后尽快拔除患牙,再用胶原塞等可吸收充填材料填塞牙槽窝并缝合(图 8-19)。

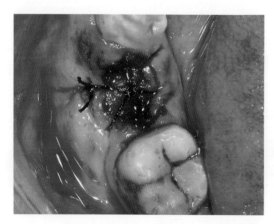

图 8-19 术中出血患者在拔除患牙后使用胶原塞填塞 + 缝合进一步止血

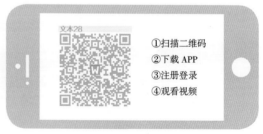

文本 28 术后出血

二、术 后 出 血

拔牙术后出血按照出血量不同可分为轻度出血、中度出血及重度出血。处理方法各不相同。对于长期服用抗凝药或有凝血功能障碍性疾病的患者,如病情控制良好,可按照轻、中度出血进行处理;如病情控制不佳,则应按照重度出血进行处理。因缝合会增加此类患者出血风险,应主要采取局部填塞压迫止血,尽量避免缝合止血。

1. **轻度出血** 采用可吸收明胶海绵或胶原塞填塞和(或)止血膜片或数字止血纱布覆盖止血(图 8-20)。

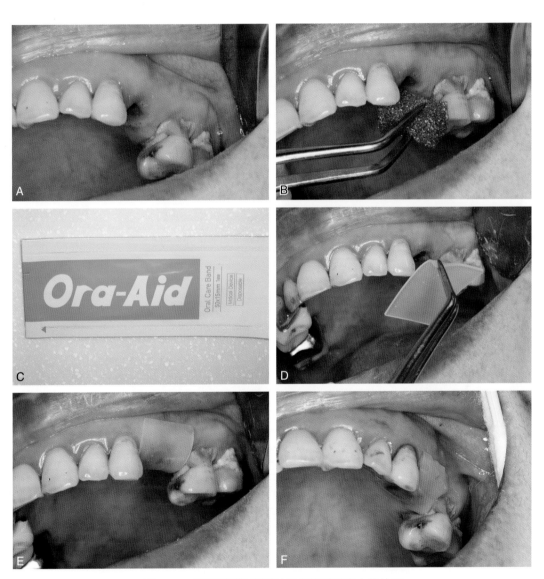

图 8-20 长期服用抗凝药的患者拔牙后出血的处理

A. 患者长期服用抗凝药(阿司匹林),拔除 24 残根 B. 可吸收明胶海绵填塞拔牙窝 C. 口腔护理贴膜
D、E. 将贴膜贴于拔牙窝周围牙龈处 F. 放置贴膜 60 分钟后,未见明显出血

2. 中度出血　采用局部可吸收填充材料(如胶原塞等)填塞加压 + 牙周辅料(如牙周塞治剂等)覆盖方法进行止血(图 8-21,图 8-22)。

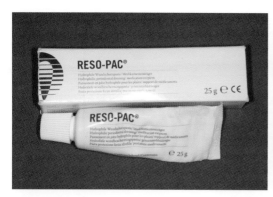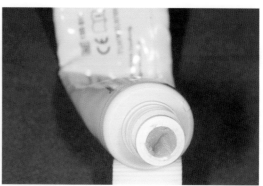

图 8-21　可吸收免调拌牙周塞治剂

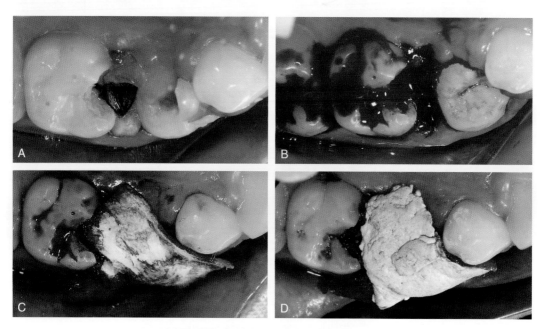

图 8-22　血友病患者(经治疗控制良好)拔除乳牙后出血的处理
A. 55 残根需拔除　B. 拔除后伤口出血明显　C. 可吸收胶原塞填塞拔牙创　D. 牙周塞治剂覆盖创面

3. **重度出血**　拔牙后重度出血的患者往往伴有影响凝血功能的全身系统性疾病且控制欠佳，对于这种患者需要采取个性化的止血措施。如白血病患者拔牙后出血不止，采用牙槽窝内可吸收胶原塞填塞 + 牙周塞治剂覆盖拔牙创 + 个性化牙列套压迫止血（图 8-23）。

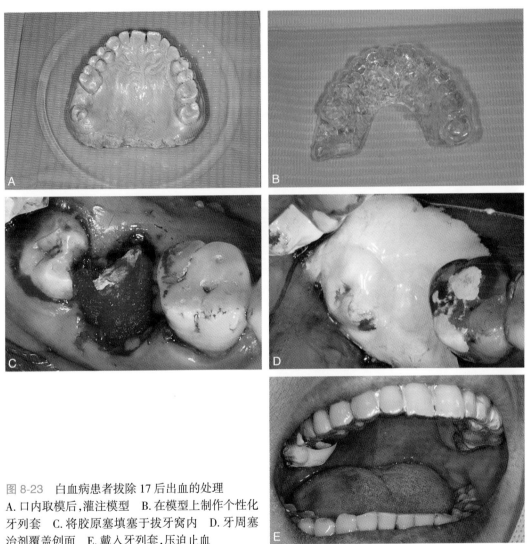

图 8-23　白血病患者拔除 17 后出血的处理
A. 口内取模后，灌注模型　B. 在模型上制作个性化牙列套　C. 将胶原塞填塞于拔牙窝内　D. 牙周塞治剂覆盖创面　E. 戴入牙列套，压迫止血

第七节 疼　痛

文本29

①扫描二维码
②下载 APP
③注册登录
④观看视频

文本 29　感染及疼痛

拔牙术后的疼痛包括：正常拔牙术后疼痛（处理方法详见《标准拔牙助手操作图谱》一书的第七章）、干槽症（分为腐败型及非腐败型）和感染性疼痛。对于腐败型干槽症，应在局麻下用 3% 过氧化氢溶液棉球擦拭去除腐败坏死物质，生理盐水冲洗牙槽窝后将碘仿纱条（含丁香油和 2% 丁卡因）严密填满牙槽窝。对于非腐败型干槽症，则用温热的生理盐水冲洗牙槽窝，蘸干牙槽窝，填入蘸取少量丁香油的可吸收明胶海绵或治疗干槽症的可吸收膏剂即可（图 8-24）。对于感染性疼痛，需用抗生素控制感染，局部冲洗、换药，对形成脓肿者，应及时行切开引流术。

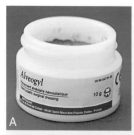
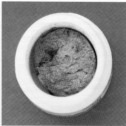

图 8-24　非腐败型干槽症的处理
A. 干槽症糊剂　B. 27 拔除后拔牙窝空虚　C. 生理盐水冲洗拔牙窝　D、E. 将干槽症糊剂置于拔牙窝内

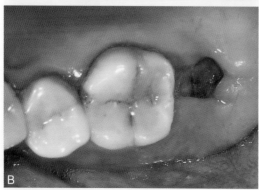
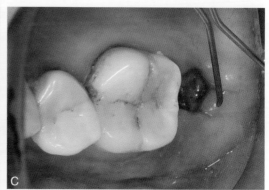
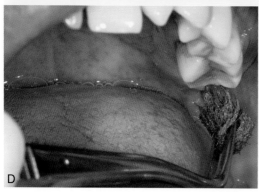
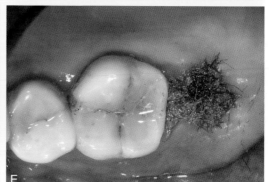

第八节　肿　胀

拔牙术后引起肿胀的原因很多,包括单纯软组织水肿、血肿、反应性肿胀、皮下气肿等。针对不同原因引起的肿胀其处理方法也各不相同。单纯软组织水肿的处理详见《标准拔牙助手操作图谱》一书的第七章;对反应性肿胀应给予抗生素+激素治疗;对血肿应压迫止血并给予早期冰敷后期理疗。

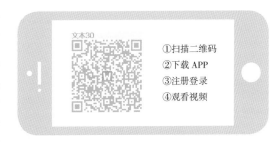

①扫描二维码
②下载 APP
③注册登录
④观看视频

文本 30　肿胀

如牙拔除术后肿胀明显,伴随较剧烈的疼痛,可能是由于出血进入软组织间隙导致血肿,可于术后第 2 天拆除部分缝线,建立引流通道,并可于局部黏膜下注射利多卡因和地塞米松混合液,促进肿胀消退(图 8-25)。对于皮下气肿应给予少量抗生素并严密观察,多数患者的症状会在几天内缓解,若患者出现胸背部疼痛、吞咽疼痛或呼吸困难等症状,应及时开放患者的气道进行急救。

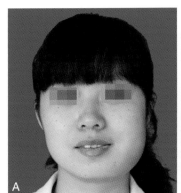
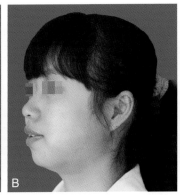
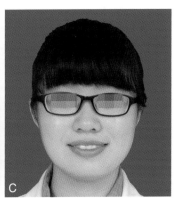

图 8-25　阻生 38 拔除后面部肿胀伴张口受限
A.正位　B.侧位　C.经静脉滴注抗生素+地塞米松治疗,3 天后痊愈

（张述寅　莫静珍　李国威）

参考文献

1. Hupp J R. Contemporary oral and maxillofacial surgery. 6th ed. St. Louis：Missouri，2013

2. D D Logothetis.Local anesthesia for the dental hygienist. St. Louis：Mosby，2012

3. Peterson L J，Ellis E，Hupp J R，et al. Contemporary oral and maxillofacial surgery. 4th ed. St. Louis：Mosby，2003

4. 胡开进 . 牙及牙槽外科学 . 北京：人民卫生出版社，2016

5. 胡开进 . 口腔外科门诊操作规范 . 北京：人民卫生出版社，2013

6. 胡开进 . 标准拔牙手术图谱 . 北京：人民卫生出版社，2010